今日から実践
包括的審美歯科技工
機能的咬合面形態とポーセレンレイヤリング

増田 長次郎 著

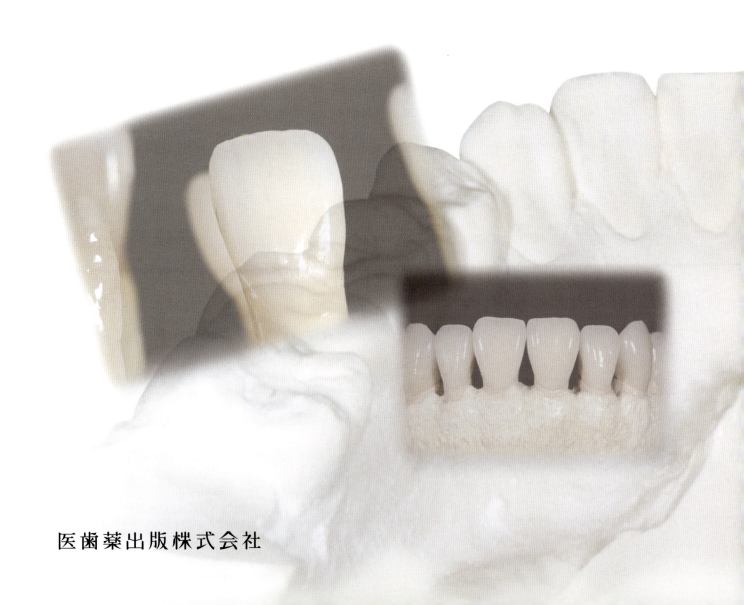

医歯薬出版株式会社

This book was originally published in Japanese
under the title of :

KYO–KARA JISSEN HOKATSUTEKI SHINBI SHIKAGIKO
KINOTEKI KOGOMENKEITAI–TO POSEREN REIYARINGU
(Start today: Comprehensive aesthetic dental technology
 -How to give a functional occlusal surface and porcelain layering method)

MASUDA, Chojiro
  KALOS

© 2016   1st ed.

ISHIYAKU PUBLISHERS, INC.
  7 - 10, Honkomagome 1 chome, Bunkyo - ku,
  Tokyo 113 - 8612, Japan

序文

　われわれ歯科技工士は，歯科医師からの依頼を受け，さまざまな環境のなかで適切に対応することが不可欠である．補綴治療は，術式や技術の革新によって術後の予知性と審美性の両立が可能かつ容易となり，われわれには歯列の連続性を回復し顎口腔機能へアプローチしたうえで審美性を確立することが求められている．

　実際の臨床では，高精度の適合，歯周的なメインテナンスのためのサブジンジバルカントゥア，審美性，咬合，歯牙移動，材料など，包括的な知識と治療が要求される．また，歯科材料の目覚しい発展によって，外科術式や補綴の選択肢・優位性が向上したことは周知の事実で，特にCAD/CAMの進歩により，審美修復やインプラント修復の幅が大きくなり，その「引き出しの多さ」がさらに充実してきたことは言うまでもない．しかしながら，それらが先行するあまり，本来の「患者本位の歯科医療」が置き去りにされていないかを再考する必要もある．

　私は，審美（歯周，歯冠修復）・各種材料・咬合を包括的審美修復の構成因子に据え，日進月歩の技術に対して「変化」に富んだ対応をしたいと心がけている．チェアサイドとラボサイドの役割分担を明確にし，そして同じ意識で一人の患者，一つの模型に取り組まなければならないと考えている．

　本書は私がこれまで会得したことを，これから将来を担う若い歯科技工士や学生の皆さんの参考になるように，できるだけわかりやすく，ポイントを押さえることに注力してまとめたものである．

　序章では，私の歯科技工士人生が，多くの方々との出会いなしには成り立たないこと，それぞれの環境を精一杯生き抜いてきたことを綴っている．

　1章では，（株）カロス開業後に筒井昌秀氏・照子氏と巡り会ったなかで叩き込まれた，「力と炎症」のコントロールについての内容をおもに書き記している．限界運動と機能運動の違いなど当初は全く理解できない概念だったが，臨床や勉強を通じ少しずつ理解を深めていき，歯科技工士としてそれを具現化することで必死に導き出した内容である．

　2章では，審美修復を中心に書いている．私は審美修復には骨的環境の整備，軟組織的環境整備，歯冠修復的環境整備の3つの要因があり，それらが三位一体でなければならないと捉えている．そこにデジタル（CAD/CAM）が絡んでくるが，注意すべきは，デジタル（CAD/CAM）が歯科技工士のすべての仕事をこなしてくれるわけではないということである．効率化を図りながら，医療人としての知識や情報やスキルを持ち合わせていなければならない．私は幸運にもカタナプロダクションセンター（クラレノリタケデンタル，モリタとの共同事業）を営むことができたおかげで，デジタルに関する多くの情報を入手でき，それはこの瞬間も継続している．

　診査・診断・治療計画から，審美性と機能の回復，Longevityの確立のために，ラボサイドでいかに基本的なことに着目してチェアサイドをサポートしていくか，本書がそれらを見出すヒントになってほしいと願っている．

2016年9月

増田長次郎

今日から実践
包括的審美歯科技工 機能的咬合面形態とポーセレンレイヤリング
CONTENTS

序章　メッセージ－私の技工人生を振り返って　　　1

1章　機能を捉える：咀嚼運動から捉えた機能的咬合面形態のつくり方　　　13

1. 機能運動と限界運動の違い……………………………………………………………14
2. 咀嚼運動とは……………………………………………………………………………15
　　1）咀嚼サイクル／15
　　2）咀嚼パターン／16
　　3）作業側・非作業側の時間差／17
　　4）咀嚼運動と咬合面形態との調和（中枢と末梢の調和）／18
3. 咬合再構成における最適な下顎位の求め方………………………………………20
　　1）機能と形態の評価の繰り返しによる下顎位の模索／20
　　2）咬合を崩壊する因子とその除去／22
　　3）リシェイピング／24
　　　（1）後天的因子のコントロール／24
　　　（2）クレンチングとグライディングの対応の違い／25
4. 機能的咬合面形態とは…………………………………………………………………26
　　1）咬頭嵌合位の頬舌的安定／27
　　　■Aコンタクト（A点）の設定基準／27
　　　■Bコンタクト（B点）の設定基準／29
　　　■Cコンタクト（C点）の設定基準／29
　　2）咬頭嵌合位の近遠心的安定（クロージャーストッパーとイコライザー）／29
5. 機能的咬合面形態の構築………………………………………………………………30
　　1）機能的咬合面形態の構築方法／30
　　　■削合していくことで咬合関係を構築していく方法／31
　　　■高さを合わせて接触点を残していく方法／36
　　2）機能的咬合面形態のチェックポイント／38
　　　■機能的咬合面形態の修正例／40

6. 機能的咬合面形態を構築するAFM咬合器 …………………………………………………… 42
　　1）咬合器への模型の装着／46
　　　■マウンティング用平面板を用いた上顎模型の装着／46
　　　■フェイスボウトランスファーによる上顎模型の装着／48

7. AFM咬合器を使用した機能的咬合面形態の構築 ……………………………………… 61

2章　色調を捉える：色調の捉え方と表現法　　　　　　　　　　　　　　　　67

1. オールセラミック修復の特徴と注意点 …………………………………………………… 68

2. オールセラミック修復における色調再現のためのポイント ……………………………… 70
　　1）支台歯の材質と色調／70
　　2）シェードテイキングのポイント／72

3. PFZのレイヤリング法 ……………………………………………………………………… 74
　　1）レイヤリング前の確認と準備／74
　　2）レイヤリングの方法（基本築盛）／76
　　　症例1／90
　　　症例2／92
　　　症例3／94
　　　サブジンジバルカントゥアによるゾーンコントロールの考え方／98
　　　症例4／102

4. プレスオンジルコニアの色調表現 ………………………………………………………… 106

5. フルジルコニアクラウンの色調表現 ……………………………………………………… 110
　　　症例1／112
　　　症例2／113

あとがき

序章
introduction

メッセージ──私の技工人生を振り返って

Message
メッセージ──私の技工人生を振り返って

●大阪セラミックトレーニングセンター入校，そしてアメリカへ

　専門学校（大阪歯科学院専門学校）を卒業してから現在に至るまで，30年以上の歳月が流れようとしているが，最初の数年間は何も考えずに技工をやっていたように思う．そんな折，臨床においてポーセレンワークをしていた途中に大きな壁にぶち当たった．ある程度の色は出せても，全く隣接歯とマッチさせることができないのである．そこで，大阪セラミックトレーニングセンターに入校することにした．

　大阪セラミックトレーニングセンターでは，毎日毎日カービングをした．いま思っても，カービングというのは歯科技工士，要するに職人としての礎であり，また基礎体力である．それを毎日毎日繰り返すことによって，知らず知らずのうちに基本的な形態が身についていったように思う．所長の片岡繁夫氏との出会い，そして大きな転機であったアメリカへ渡って仕事をするという機会も与えていただいた．

　アメリカという社会は，日本でいういわゆる「保険」の治療がなく，ポーセレンワークなどが民間の保険の枠組みのなかに組み込まれていた．私が在籍した日系のラボも，1日に何十本というポーセレンワークが舞い込んできた．アメリカで1年間，毎日毎日ポーセレンワークをすることの値打ちは，日本で10年以上の歳月をかけるのに匹敵するのではないかと思えた．カービングをすることと同じように，毎日毎日同じ仕事をするということがどれだけ大事なことなのかということを感じ取っていたのである．

増田 長次郎 Masuda Chojiro

1962年 2月20日	兵庫県姫路市に生まれる
1982年 3月	大阪歯科学院専門学校卒業
1986年 3月	大阪セラミックトレーニングセンター卒業
1986年 4月	ナショナルセラミックデンタルラボラトリー入社（ロサンゼルス）
1988年10月	第3回国際歯科技工学会テクニカルコンテスト入選
1989年 9月	STUDIO PROF. BRACCHETTI 勤務（ミラノ）
1994年 2月	KALOS DENTAL ITALIA S.R.L. 開業（ミラノ）
9月	（有）カロスデンタルジャパン開業（姫路市）※現（株）カロス
	KIPトレーニングセンター開設

所　属　　日本歯科技工士会
　　　　　日本口腔インプラント学会
　　　　　日本歯科審美学会
　　　　　OJ
　　　　　日本包括歯科臨床学会
　　　　　咬合療法研究会
　　　　　JACD
　　　　　日本顎咬合学会

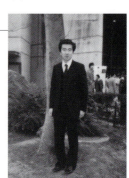

成人式

社長の清水康久氏や友人たち，それから日本とは少し違った印象や模型との出会いがあった．しかし私には，そのときいろいろなことを考える余裕など全くなかった．とにかく毎日毎日，10数本というノルマのなかで，ポーセレンワークを進めていくことになる．当然のことながら，その期間は何も考えていなかったが，その毎日同じことを繰り返す，より天然歯に近づける，色も形態も天然歯に近づけていくということが，いまとなっては大きな礎になっている．

　その間も毎日毎日，1日も欠かすことなく家でカービングをした．昼間から夜遅くまで仕事をし，帰ってからカービングを1本か2本，そして週末は大好きなゴルフを楽しむという生活を4年近く続けた．あまり苦にならなかったのは，やはり歯をつくるということが好きだったからである．——好きこそものの上手なれ．ただ，そこに信頼できる友人や，時にはライバルや，そういった人たちがいなければ，そこまでもったかどうかはわからない．感謝，感謝である．

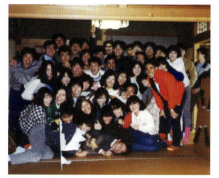
大阪セラミックトレーニングセンター

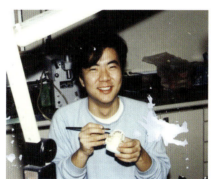
アメリカ…　平日はカービングに明け暮れる毎日

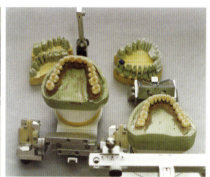
初めてのフルマウス

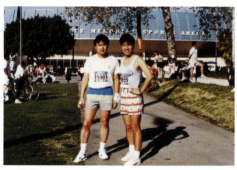

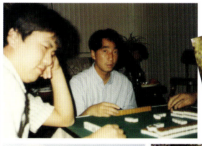

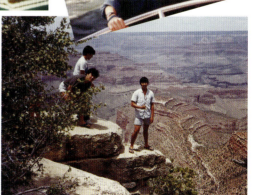

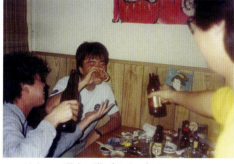
アメリカ…　週末は遊びまくる毎日

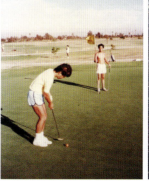

●国際歯科技工学会テクニカルコンテスト入選,イタリアへ

　そんな毎日のなか,ある出来事が起こった.国際歯科技工学会のテクニカルコンテストのチラシが目に入ったのである.時間的にいうと締め切りまであと1カ月あまりというところだった.何か賞をとろうとか,有名になろうとかでなく,一度力試しをしてみたいなという動機で出展したところ,何とか入選することができた.

　私はそのころ,歯科技工業界には大きな3極があるというように感じていた.1つは当然日本,1つはアメリカ,1つはヨーロッパである.そこで,当時USCの助教授をしていたDr. Daftaryに,どこかヨーロッパで技工ができる場所を紹介してほしいとお願いをしたところ,偶然イタリア・ミラノ大学補綴科のProf. Bracchettiを紹介され,話はとんとん拍子で進んでいった.こうしてイタリアに行くきっかけを得た.

　実はDr. Daftaryは,インプラントのセメント・リテインという概念を新たに考えた人だった.イタリアという芸術性豊かな地域において,審美を追求しつつ,いまだかつてなかった新しいシステム(セメント・リテイン・システム)に参入することになった.その場所に私自身が在籍できたということは,

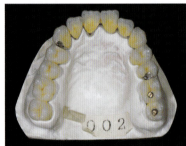 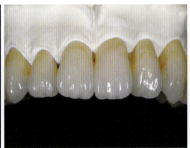 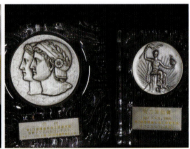

第3回国際歯科技工学会テクニカルコンテスト入選(1988年,26歳)

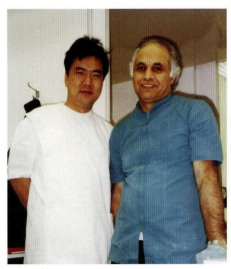 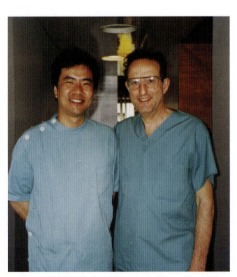

USC助教授　Dr. Daftary　　　　　　　　　　ミラノ大学補綴科　Prof. Bracchetti

そのときは実感がわかなかったが，大きな自信となってその後の私の人生を左右することになる．そのときから現在に至るまで20数年間の間に，インプラントアバットメントの開発，そしてインプラントそのものの開発と，いままでだれも成し遂げなかったような製品に携わることができ，その喜びと快感はいまも忘れることができない．

　イタリアにいる間，もう1つ大きな出会いがあった．それはノリタケデンタルサプライ（現クラレノリタケデンタル）社長，坂　清子氏との出会いであった．坂氏とはアメリカ滞在中に最初にお目にかかったが，私がイタリアへ行くというときにご挨拶に伺うと，ちょうどノリタケデンタルサプライの製品である「AAA」を海外に輸出するというときで，その第一歩が偶然にもイタリアであった．若干27歳の私が，インストラクターを務めることになったのである．当然イタリア語はできないので，つたない英語で各地を回ることとなる．

　私はイタリアに滞在するはじめての日本人歯科技工士となり，数多くのイタリア人から物珍しそうに見られる日々がかなりの間続いた．年間20回程度のコースをイタリア各地で，またヨーロッパ各地で行うことになり，おかげで各地で開催するコースはいつも満席であった．イタリア人のみならずヨーロッパ中の著名な歯科技工士たちと多く出会い，そして歯科医師と出会い，親交が深まっていった．

　日々の臨床に加えて，コースのためのサンプルづくりが毎日続いた．私はこのとき，昔一生懸命やったカービングのことを思い出していた．あのときやっていてよかったな……．当時はつらいとしか感じなかったが，そのときの雰囲気とサンプルをつくるときの雰囲気がすごく似ていた．そして，このとき，継続することって大事なんだなということを実感した．「継続は力なり」，いまでも私の座右の銘である．

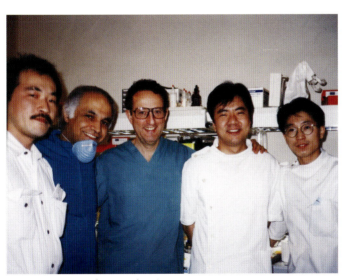

イタリア…　インプラントプロジェクトチーム

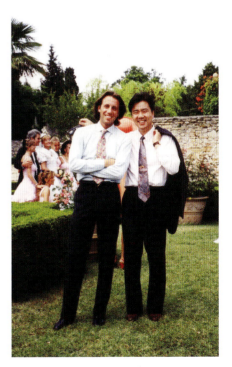

introduction

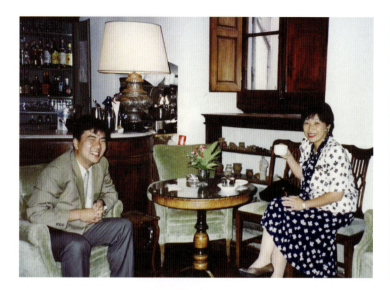
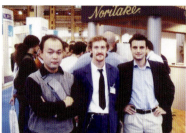
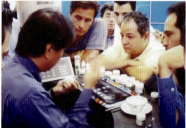
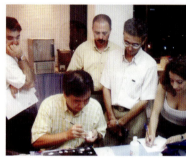
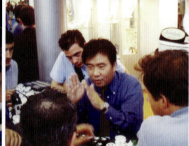
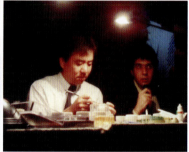

イタリア…　ノリタケ世界進出開始

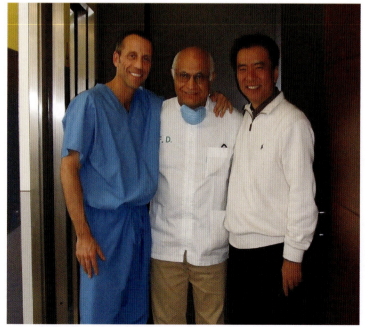
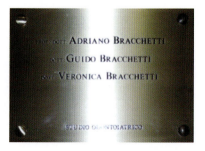

KALOS DENTAL ITARIA S.R.L. 開業（1994年2月）

●開業し，日本へ帰国

　イタリア滞在3年目あたりから，だんだんと自分で開業したいなという気持ちが芽生えていった．結局はそれから2年ぐらいかかったが，イタリアに渡ってから5年目にKALOS DENTAL ITALIA S.R.L.を開設した．これは現地のオーナーであるProf. Bracchettiの御好意によるものであった．

　そしてこのころから，日本への投稿，執筆活動というものを始めた．当時特異性のあったセメント・リテイン・システムのインプラントや，イタリアという土地柄を生かした審美性を表現して，日本へ寄稿した．そのようななか，イタリアのラボ開業と半年ほど時期をずらして，カロスデンタルジャパン（現（株）カロス）を開業することになり，日本へ帰国した．

　生まれ故郷の兵庫県姫路市で開業した私は，日本の業界のことなど右も左もわからない状態であった．当然のことながら，仕事なんてあるわけがない．苦しみながら，飛び込みで営業活動もしてみたが，うまくいかない．地方へも飛び込みで営業活動したこともあった．そんな最中，阪神大震災を経験することになる．開業後半年後で，どれほど多くの試練を味わったことかわからない．それでも暇を見つけては，インプラントのこと，審美のことを各雑誌に投稿し続けた．そうこうしているうちに少しずつ仕事が来るようになり，日本の会社運営は現在に至っている．

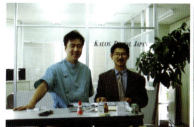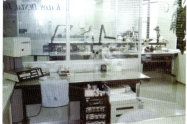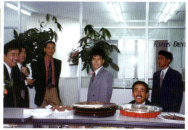

(有)カロスデンタルジャパン（現（株）カロス）開業（1994年8月）

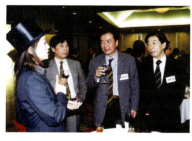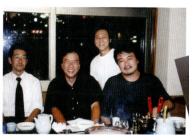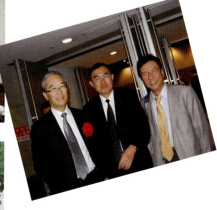

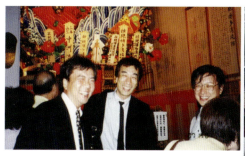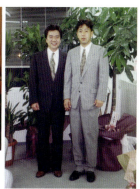

●筒井昌秀・照子氏との出会い

　帰国後，また大きな人との出会いがあった．帰国後10年近くが経過したころ，筒井昌秀氏から仕事の依頼が来たのである．筒井昌秀氏とは，実はイタリア滞在中に第1回世界審美学会がフィレンツェで行われたとき，通訳をさせていただいたという縁があった．そこで筒井氏の症例を見せてもらい，日本にもこんなすごい先生がいるのだと思った．いつかこの人の形成した支台の上に私のポーセレンクラウンを被せたいという夢みたいなものが，ずっと心の中にあった．

　しかし，どういった臨床をされるのかということを深く知っていたわけではなかった．当然のことながら，臨床ケースもうまくいくはずがない．審美，歯周，材料の追求，エンドを含めたデントジンジバルコンプレックス，そして咬合などの重要さを思い知らされた．その咬合を担当されていたのが，奥様の筒井照子氏であった．私にとっては，咬合というものが一番の難関であった．何度も何度も補綴物が往復したが，いつまでたってもOKサインを出してもらえず，本当に苦しみ抜いた．何度泣いたかわからない．

　私は初めて筒井昌秀氏・照子氏が主宰している筒井塾包括コースを受講した．そこで，「あっ，筒井先生たちはこういうことを求めていらっしゃるんだ」ということにようやく気づいた．それを具現化するのが私の仕事であり，間違ったことを表現してはだめだということで，3カ月コース，たった6日間ではあったが，そのたびに自分の考えをレポートというかたちでまとめ上げ，チェックしていただいた．

　照子氏は，そのときのことを振り返りながら，あのときはあなたのテイクケアをするのがすごく大変だったと苦笑いしながらよくおっしゃる．でも，私も必死で，これを何とか自分のものにしないと存在価値がなくなるという思いで，一生懸命だった．そして添削を加えていただきながら，ある症例を1つ仕上げてみたところ，「これだ」という言葉を昌秀氏からいただいた．

　それらのことを通して感じ取ったことは，常に患者さん本位の歯科医療，歯科技工でないとだめだということであった．机上の空論でいくら咬合理論を唱えても，それは本来，患者さんがもっている咬合様式とは異なることが往々にしてある．われわれ歯科技工士は医療従事者であって，本来の枠組みのなかにある医療としての行為，人工臓器をつくるという行為のなかで，直接患者さんに対峙できないにせよ模型と対峙しなければならない．

　医療人として大切なことを教えてくださった筒井昌秀氏は2007年に残念ながら死去された．どれほど泣きくれたことかわからないが，その後，照子氏が跡を引き継ぎ，現在に至っている．

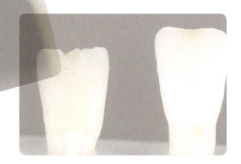

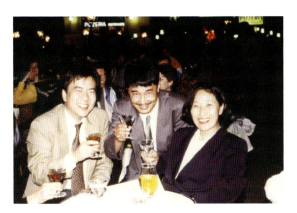
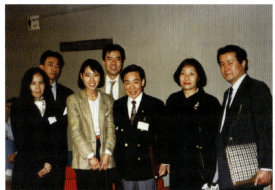

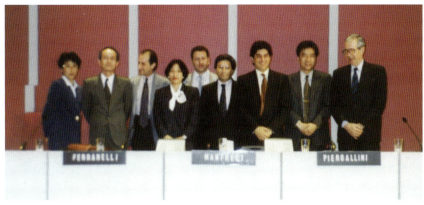
第1回世界審美学会

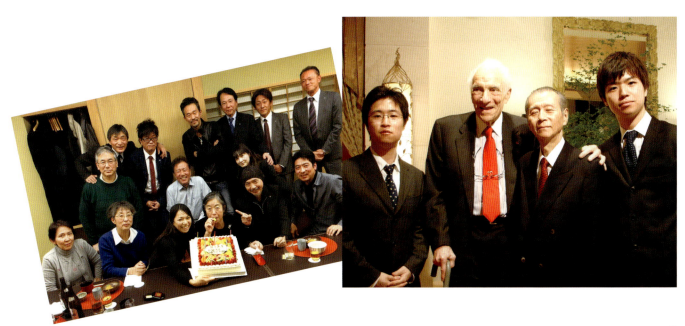

●若手歯科技工士へのメッセージ

　筒井氏から教わったことを大別してみると，まず審美の追及が大切である．審美のなかには骨的環境の整備，軟組織の整備，そして歯冠修復的な環境の整備があり，これらの3つを三位一体に捉えなければ審美へのアプローチというのは成り立たない．

　2つめに，歯科技工士として大事なマテリアルを熟知するということである．単に歯を製作するということのみならず，口腔内のマテリアルから新しいマテリアル，今後開発されていくであろうマテリアルまでアンテナを張っていなければ時代から立ち遅れてしまう．そのなかで，いかに生体親和性にすぐれた材料を選択し，患者さんに提供するかということをいつも心がけていなければならない．

　3つめは，顎口腔機能である．われわれ歯科技工士は模型上でしか携わることができないが，模型から読み取れる多くの情報を歯科医師に還元していかなければならない．そのうえで患者さん自身がもっている治癒能を引き出すような咬合面の形態，歯列をつくっていくということが，われわれの使命である．当然，顎関節の問題だとか，口腔周囲筋の習慣性の問題，それから咬合様式の問題などさまざまなことを捉えていかなければならない．特に，いかに下顎位を捉えるか，そして咬合面形態を整えるかということが重要で，歯科技工士はその一端を担う立場にあるということ認識すべきである．

　これから育っていくであろう若い歯科技工士に言いたいことは，センスに富んだ審美的な修復物をつくらなければならないことは当然であるが，人工臓器をつくっているという認識をもって修復物をつくってほしいということである．目に見えない力を形態からどう読み取り，どう表現していくかと

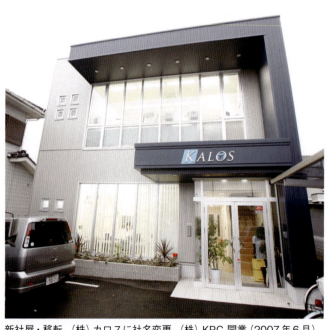
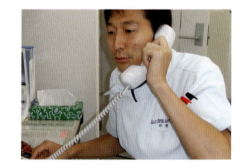

新社屋・移転．(株)カロスに社名変更．(株)KPC開業（2007年6月）

いうことになる．歯科医師が歯周病や歯肉の炎症を抑えることが大原則となるが，目に見えない咬合，力というものにいかに目を向けるかということであろう．きれいな歯冠修復物を維持したい，歯肉を維持したい，きれいなアーチを回復したいと思うのは自然の流れであるが，1つひとつ成し遂げていくしかない．

私たちはそれなりの立場にある．いままで四半世紀にわたる技工人生において，大きな転機がいくつかあった．それぞれの転機でキーとなる人とめぐり会えたことが私の財産となっている．きっとこれからも多くの人たちとめぐり会っていくことであろう．私はそれを大切にしたい．

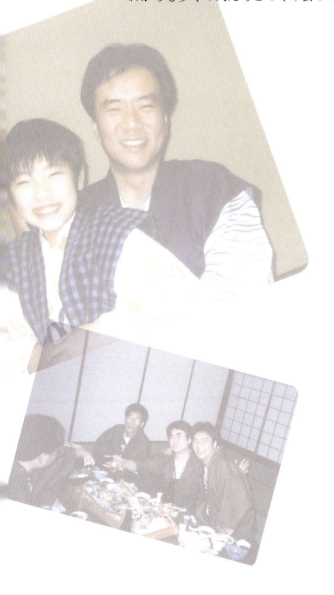

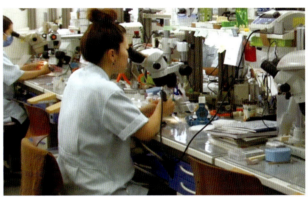

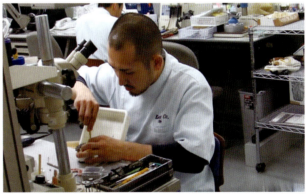

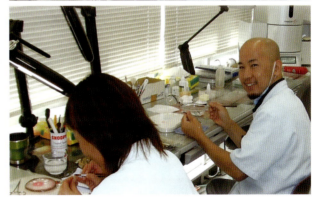

1990年（28歳）

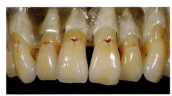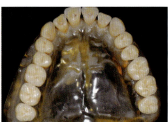

1991年（29歳）

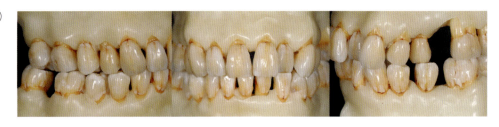

1993年（31歳）

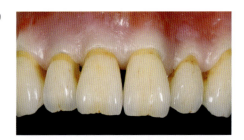

1994年（32歳）

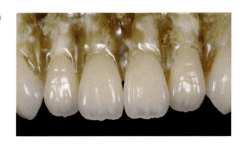

1章
Chapter 1

機能を捉える：
咀嚼運動から捉えた機能的咬合面形態のつくり方

Chapter 1

1. 機能運動と限界運動の違い

下顎運動は, 機能運動 (咀嚼運動, 嚥下運動, 発語運動など) と臨床上の限界運動 (前方・側方滑走運動, 開閉口運動) に大別される (**table 1**).

table 1　機能運動と限界運動

1) 機能運動
　日常生活での機能運動は, 咀嚼運動, 嚥下運動, 発語運動が考えられる.
①咀嚼運動：咀嚼時の下顎運動を指し, その運動経路を咀嚼サイクルという. 顎関節内の下顎頭とともに, 筋肉によってぶら下がった下顎を運動させて咀嚼する.
②嚥下運動：食物を飲み込むときに下顎が閉口する運動を指す. 咬合高径や下顎位, 舌の運動に大きく影響される.
③発語運動：音を発生させるときの下顎運動を指す. 発音には下顎位が重要な役割を果たし, 口唇や舌の動きと協調して口腔の容積や形態を変化させながらさまざまな音を発生させる. 通常, 歯どうしの接触は起こらない.

2) 限界運動
　非日常的な運動で, アンテリアガイダンスや犬歯誘導による運動, またはそれらの中間的な運動や開閉口運動を指す.

咬合理論についてはこれまで, どのように補綴装置をつくるかということを中心として下顎運動や咬合器が研究されてきた経緯から, 机上の理論展開をしてきた. 咬合器の性質上, 下顎前方・側方運動で表現できる上下顎の歯どうしの接触が下顎運動のすべてのように論じられ, 下顎が前方および側方に接触しながら運動するガイドに焦点があてられてきた. しかし, 睡眠時以外の下顎運動のほとんどは咀嚼, 嚥下, 発語の機能運動である. そこで本書では,「筒井咬合論」を中心に, 従来の補綴学的咬合論に加えて生理学的咬合論からも咬合を捉え, その理論と実際について解説していきたい. どちらかというとチェアサイドの話にはなるが, 歯の形態をつくるうえで歯科技工士も知っておくべき知識であることを理解してほしい.

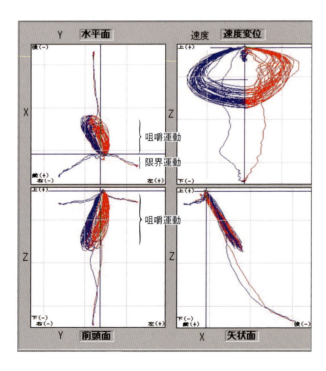

fig. 1　機能運動 (咀嚼運動) と限界運動の違い
咬頭嵌合位 (ICP) と習慣性咀嚼運動の終末位が一致していれば, それより前方の限界運動と後方の機能運動に大別できる. この2つの運動を同レベルで考えてはならず, 双方を個別の運動と捉えて基準を満たしていかなければならない.

fig. 1に示すように，咀嚼運動と限界運動は前頭面でみると咬頭嵌合位（ICP）付近で重なってみえるが，水平面でみると咀嚼運動は後側方にあり，全く違う経路をたどる．咬頭嵌合位と習慣性咀嚼運動の終末位が一致していれば，滑走運動はその前方で，咀嚼運動と開閉口運動はその後方で営まれるということである．

われわれ歯科技工士は，運動様式によって下顎の運動経路が異なることを踏まえて，まず咬合器上で表現・製作できることとできないことについて理解しなければならない．そのうえで，補綴装置製作時には，前方・後方のそれぞれの運動（運動領域）において，特に咬合器で表現できない後方の機能運動時の干渉が起こらない，あるいは起こりにくい歯列や咬合面形態を付与し，維持・安定させなければならない．また，咬頭嵌合位より後方の運動に関しては，顎関節は「複関節」（2個以上の骨で構成される関節）であるため，顎関節と筋，咬合の三次元的な調和が不可欠であることにも留意する必要がある．

2. 咀嚼運動とは

咀嚼運動は咬頭嵌合位より後側下方の運動である．下顎の動きが正常か異常かを診断するときには，限界運動に焦点をあてて左右対称および前方にスムーズに動くかを診ることも必要であるが，後側下方に干渉があると咀嚼運動の障害となるので注意が必要である．

1）咀嚼サイクル

咀嚼サイクルについてはこれまで3相説，4相説，5相説など諸説発表されているが（**fig. 2**），これらの理論背景は前頭面からの観察によるものである．前述のとおり，前頭面では同じ関節窩内の動きであることから，一見，咬頭嵌合位付近で限界運動と同じ部分を一部滑走しているようにみえるが，水平面からみると限界運動は咬頭嵌合位より前方で，咀嚼運動は後方で行われており（**fig.1**参照），全く違う運動経路をたどっている．すなわち，前方・側方ガイドと咀嚼運動路は合致しない．限界運動のなかでは唯一，開閉口運動だけが後下方へ動く．

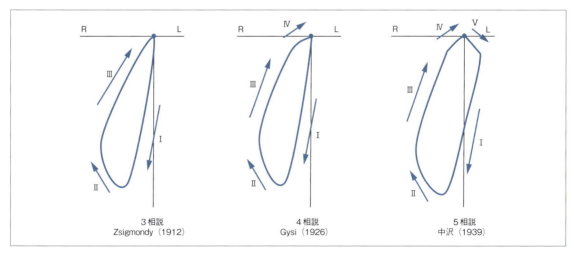

fig. 2　咀嚼サイクル
3相説は，第1相として咬頭嵌合位から下方へやや作業側寄りに開口し，第2相として側方に徐々に偏位し，第3相で再び咬頭嵌合位に戻るというほぼ三角形の経路で，1912年にZsigmondyにより発表された．4相説は，3相説の第3相に相当する終末付近で歯が接触し，滑走運動により咬頭嵌合位に移動するというもので，1926年にGysiにより発表された．5相説は，咬頭嵌合位に戻った運動がさらに反対側まで延長するとしたもので，1939年に中沢により発表された．

Chapter 1

以下，正常な咀嚼サイクルのおもな特徴を示す．
① 咀嚼サイクルの経路や所要時間には個人差がある．
② ターニングポイントでは作業側に寄った形態になる．
③ グライディングタイプとチョッピングタイプに大別される．
④ 咀嚼サイクルの経路や時間は咀嚼する食品の性状によっても異なり，食品が大きいときや硬いときには咀嚼サイクルは大きくなり，個別サイクルの時間も長くなる．
⑤ 咀嚼サイクルの経路は規則的で近似しているものの，個別サイクルは咀嚼の進行に伴いわずかに変化し，同じ軌道を通ることはない（Ahlgren，1977）．

2）咀嚼パターン

fig. 3に示すように，咀嚼パターンを大別すると，グライディングタイプとチョッピングタイプがある．
① グライディングタイプ：水平成分が比較的大きく，開口時に咬頭嵌合位からいったん非作業側に向かい，閉口時に作業側に入って後側方から咬頭嵌合位に戻るという，擦り合わせるようなパターンをとるもの．

日本人に最も多くみられるのは，「斜め卵型」にみえる軌道で，その他に咬頭嵌合位で水平成分を強くもってすり切る「逆三角形型」の軌道である．
② チョッピングタイプ：咀嚼運動が作業側のみで行われるもの．

従来，グライディングタイプは，ガイドの不足・欠如によって起こるイレギュラーなものとされて

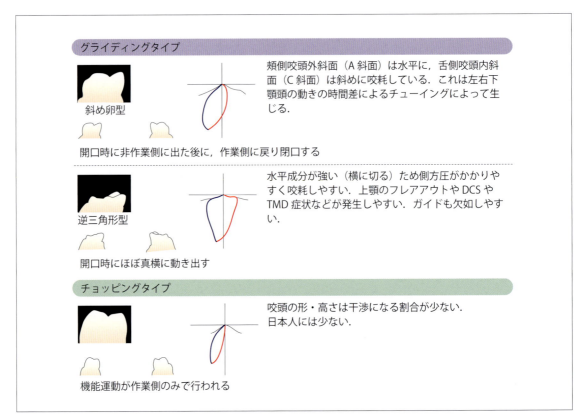

fig. 3　咀嚼パターンの個体差と咬耗の進行
各咀嚼パターンによって歯（修復物）の咬耗形態が変化する．グライディングタイプの斜め卵型はA斜面に沿って咬耗し，逆三角形型は機能咬頭が咬耗して結果的に逆側方彎曲を呈するようになる．チョッピングタイプは咬合面全体がほぼ均一に咬耗していく．

きたが，丸山は，おそらくヒトがもって生まれた中枢性の咀嚼パターンに由来するものであろうと唱えている．逆三角形型のグライディングタイプは咬耗が進行してガイドが不足・欠如するのであり，チョッピングタイプに比べて，パラファンクションが経時的に生じやすいと判断しなければならない．

逆三角形型のグライディングタイプでは，オクルーザルテーブルがフラットで広ければワイドな咀嚼パターンとなり，逆に中枢性のパターンを越えてオクルーザルテーブルを絞りすぎると，ガイドの過剰（垂直傾向が強くなる）やチューイングのリバースサイクルとなって現れることがある．したがって生理的なオクルーザルテーブルの大きさを目指す必要がある．斜め卵型は山型に咬耗してはまり込んでいく．

3) 作業側・非作業側の時間差

一般に下顎の作業側と非作業側，下顎頭と咬合面は，作業側下顎頭→同咬合面→非作業側咬合面→同下顎頭の順にわずかな時間差をもって偏位し，この順序で咬頭嵌合位に到達する．この順序はサイクルの大きさや形状の違いこそあれ，グライディングタイプ，チョッピングタイプいずれの場合も変わりがない（**fig. 4**）．

咀嚼が開始されると，まず咀嚼側の下顎頭（咬合面）が先に垂直成分を強くもって動き始め，わずかな時間差を生じて，非作業側の下顎頭（咬合面）が水平成分を強くもって遅れて動く．筒井はこれを，関節窩内の下顎頭の位置付けによる構造上の問題と捉え，作業側の下顎頭は関節窩内の内壁により垂直下方にしか行き場がなく，逆に非作業側の外側は筋や皮膚などの軟組織しか存在しないため水平成分が強くなると考えている．要するに，作業側が常に先に運動し，その動き（咀嚼サイクル）の内側は垂直成分，外側は水平成分を強くもって咀嚼していることになる．このことは，下顎運動解析機の測定により科学的に証明されている．

なお，咀嚼運動には開口運動と側方運動が含まれるため，両側下顎頭は前下方に移動し，非作業側の下顎頭は作業側の下顎頭より運動量が多いが，切歯点の運動量に比べるとかなり少ない．

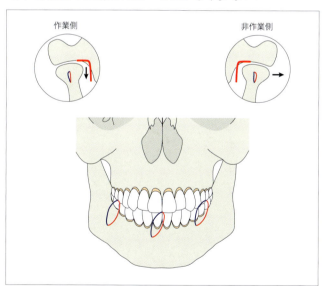

fig. 4　関節窩内の下顎頭の動き（右咀嚼）
作業側では関節の構造上，内壁に向かって動き出すと障害があるため，それ以上側方への動きが制限され，垂直成分を強くもつ．よって，同じ咀嚼サイクルでも左右の下顎頭の動きは異なる．このことは咬合面へも同様に影響する．

4）咀嚼運動と咬合面形態との調和（中枢と末梢との調和）

　生体は中枢性の咀嚼パターンに個体差を有しており，末梢である咬合面形態との調和が必要となる．それを大きく逸脱すると，どこかに負荷がかかり，うまく咀嚼できなくなる．たとえば，ガイドが欠如しているグライディングタイプの人の咬頭傾斜角を大きくすると歯に外傷が加わるか，クレンチングしてしまう（**fig. 5～7**）．その結果，チューイングが乱れたり，関節や筋に負担が加わったり，生体の弱い部分に病態となって表現され，歯の局所的な咬耗や修復物の破折の原因となる．

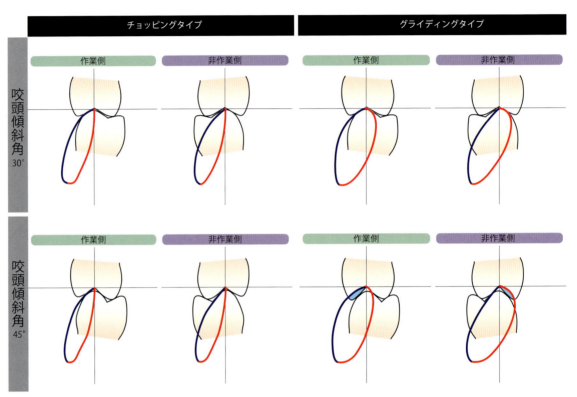

fig. 5　咀嚼サイクルと咬合面形態（咬頭傾斜角）の関係
チョッピングタイプの場合，開口時には咬合面形態はほとんど影響を受けず，閉口時も概ね45°以上の咬頭傾斜角でなければ影響を受けない．一方，グライディングタイプの斜め卵型の場合は，15～30°程度の咬頭傾斜角しか許容しないため，咬頭傾斜角をそれ以上にすると，歯に外傷を与えるか，クレンチングを引き起こすことが考えられる．

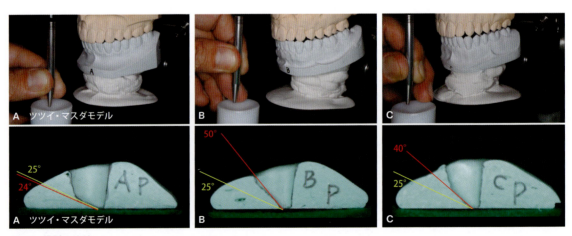

fig. 6　模型の比較
3つのオリジナル模型で擬似的に咀嚼運動（下顎後方運動）を行い，矢状断を観察すると，グライディングタイプではツツイ・マスダモデル以外干渉となりやすいことがわかる．

前述のとおり，関節窩内の構造上，下顎頭の内側方への動きは関節内壁が障害となって水平成分は損なわれる．よって，咀嚼サイクルの内側は垂直成分が強く，関節窩内の影響を受けない外側は水平成分が強くなっている．そこで機能運動時の干渉を避けるために前後的・側方的彎曲が存在し，すべての運動は生理的，機能的に理にかなっているといえる．

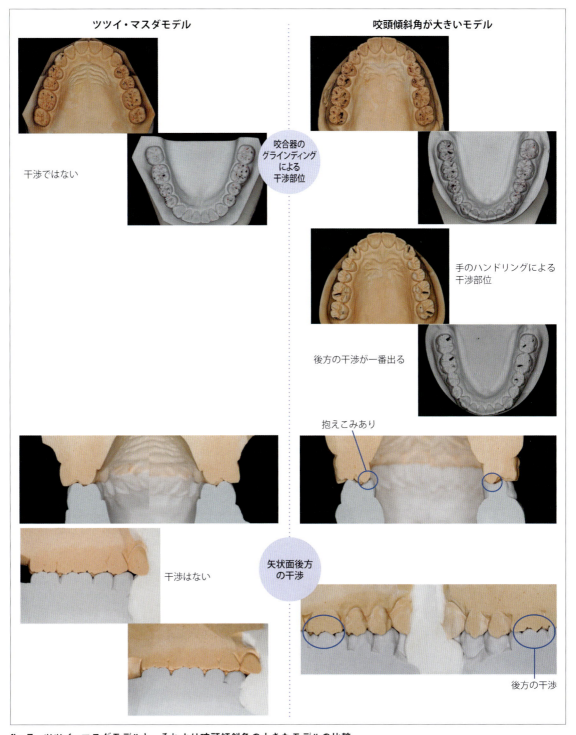

fig. 7　ツツイ・マスダモデルと，それより咬頭傾斜角の大きなモデルの比較
2つの模型をAFM咬合器（p.42参照）に装着して後方の干渉をチェックした．インサイザルテーブルは25°に設定．

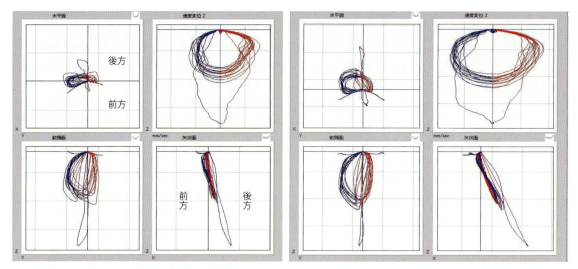

fig. 8 後方の干渉の修正前後の咀嚼運動経路（右咀嚼）

　咀嚼サイクルの形状は同じでも，食品の大きさや硬さによって大きさは変化する．筋の緊張がない患者で繊維性の食品が食べにくいというケースでは，中枢支配の咀嚼パターンと咬合面や咬頭の不調和が疑われると筒井は唱えている．

　正しい咀嚼運動を行うためには，全身のなかでの最適な下顎位と歯列，咬合平面を含む機能的な咬合面形態が求められる．すなわち，関節・筋などが異常なく作用し，運動時に咬合面の干渉がない状態である．特に非作業側では，水平成分を強くもって開口するため，後方に干渉があると作業側前方に運動するようになる（**fig. 8**）．

　また，舌によって咬合面に食物を運び，咀嚼運動後期に噛みつぶすため，適度なオーバージェットとオーバーバイトが求められる．

3. 咬合再構成における最適な下顎位の求め方

1）機能と形態の評価の繰り返しによる下顎位の模索

　さまざまな環境のなかで，正常な顎口腔機能を維持・安定させる下顎位と，それに呼応する咬頭嵌合位を獲得するのが最終目的であるのは論を待たない．また，前述のとおり顎関節は「複関節」であるため，顎関節と筋，咬合の三次元的な調和が不可欠である．

　下顎位を決定する際，顆頭位を優先する考え方がある．これは咬合器上の理論展開から生まれたものであろうが，**fig. 9** に示すように関節窩，下顎頭，関節円板は加齢や変則的な動きにより摩耗，偏位，変形が生じやすい．骨組織は細胞レベルの添加・吸収を繰り返しているので，生体のなかで一定不変の位置など存在せず，関節窩のなかの下顎頭の位置を探し求めることにそれほどの意義を感じない．

　一方で，Ricketts RM によると，ヒトの骨格は典型的な2つのフェイシャルパターンである短顔型（ブレーキータイプ：L字型下顎骨）と長顔型（ドリコタイプ：し字型下顎骨），そしてその中間型（メゾタイプ）に分類されている（**fig. 10**）．元来，ヒトは先天的にはほぼ左右対称な形態をしているが，なんらかの外的圧力によってそれが崩れていくとされており，CT画像やMRIなどのデータからは，患者それぞれのフェイシャルパターンに加え，個体差，生活習慣による癖からくる後天的変形が引き起

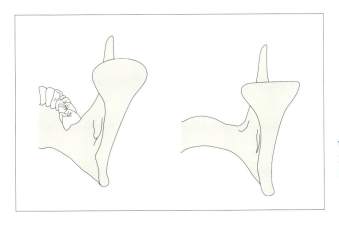

fig. 9　下顎頭の変化
加齢による経年的な摩耗や異常な咬合関係により顎関節内の下顎頭の形態は変化する．したがって，変化する下顎頭を基準とするよりも，患者がリラックスできる位置で下顎位を決定したい．

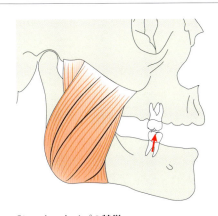 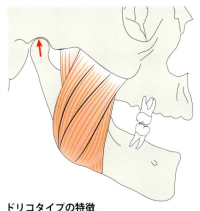

ブレーキータイプの特徴

- 咬筋の働きが強い．
- 下顎角が小さく，顔の垂直成分が小さい．
- 咬耗により垂直顎間距離が短くなりやすい．
- 咀嚼パターンが水平的で歯に側方圧がかかりやすい．
- 咬耗と炎症により二次性咬合性外傷を起こしやすく，そのために臼歯を喪失しやすい．
- 臼歯の喪失によりディープバイトになり，前歯部のフレアアウトを招くケースが多い．
- 下顎頭が大きく，関節円板の転位は生じにくい．
- 顎間距離の低位による関節円板の穿孔などにより雑音を観察することがある．

ドリコタイプの特徴

- 咬筋の働きが弱い．
- 下顎角が大きく，下顎面が細く長い．
- 舌低位になりやすく，臼歯部で交叉咬合になりやすい．
- 舌の突出による開咬が生じやすい．
- 気道が狭く口呼吸となりやすい．
- リップシールが弱い．
- 下顎の偏位を起こしやすい．

fig. 10　フェイシャルパターンとその特徴
ブレイキータイプは骨格がしっかりしているうえ，歯・咬合面に対して力が垂直方向に伝わるために顎関節よりも歯に直接影響が出てくることが多い．一方，ドリコタイプでは骨格が脆弱なうえ，浅い角度で咬合するため歯にあまり強い力は加わらず，顎関節に影響が出てくることが多い．

こされていることがわかっている．したがって，上・中顔面において側頭骨内における顆頭位は不変ではなく，ここに下顎位の基準を置くのはあまりにも強引であるように思われる．

　それよりも，下顔面を構成する筋や顎関節および下顎骨のたわみなどの要素を考慮すると，患者が最もリラックスできるポジションで安定した下顎位を模索する（咬頭嵌合位を構築）ほうが，先天的・後天的に変形を来たす下顎頭や関節円板を基準とするよりも臨床的範疇が広がる．それにより，関節円板の位置に変化があったとしても，結果的に顆頭位が改善されることになる．

つまり，最適な下顎位を得るための優先順位はリラックスした筋肉位（スパズムのとれた筋肉位）と安定した咬頭嵌合位に置くべきと考える．特に，術者がなんらかの方法で患者の下顎を理想的な位置に誘導すべきだという考え方は，その方法はどうであれ，あまりにも危険が大きい．生理的に最適な下顎位とは，生体の許容範囲内にあるもの，ブレーキータイプのように力が加わっても関節と下顎頭の非調和が起こらないもの，自覚症状を生じないものなどが考えられるが，「機能」と「形態」の評価を繰り返す過程を経て，あくまでも生体が教えてくれるものであって，術者が決定するものではない．歯科技工士には，それらを阻害する形態を模型から読み取ることが必要となる．

最適な下顎位（リラックスポジション）をみつけるための具体的な方法としては，症状ごとの使い分けが必要になるが，リラックスタッピングやリラックスクロージングをして筋をリラックスさせる位置を探すことや，各種スプリントを用いて筋肉のスパズムを開放したり，プロビジョナルレストレーションの応用や歯牙移動を行う．しかし，その前にエックス線写真やCT画像，MRIなどで関節の異常やその方向性を知っておくことが大事である．よい歯列，よい咬合面形態を回復していくことで，下顎はよりよい下顎位を「表現」していくようになる．その下顎位をできるだけ詳細に読み取り，安定した咬合面形態を回復し，咬頭嵌合位を付与する．

それが適切な下顎位であるかどうかの判断は，写真や検査のデータをもとに最終的には歯科医師による触診（タッピング時の感覚）など五感を結集して行われる．ほんのわずかな早期接触などは，術者の視覚，聴覚，触覚が最も鋭く察知することができる．また，リラックスしてくると，患者は咬筋，側頭筋，関節のスパズムから開放されるので，患者自身の感覚も見逃さないようにする．歯根膜の被圧変位量の個体差や，被圧変位のないインプラントの有無なども考慮しながら，生理的下顎位とのズレの原因となる干渉の削合と添加を繰り返していくと（機能的咬合面形態の構築），下顎位はさらにリラックスして最適な下顎位を表現するようになる．

2) 咬合を崩壊する因子とその除去

下顎位を模索する際の基本は，咬合の調和に対する目にみえる破壊的な因子を除去することである．

table 2に咬合を崩壊させる因子を示すが，まず重要なのは，何がそれらの因子を引き起こしたのか，パラファンクションのサインを1つでも多く観る目をもつことであろう．歯科技工士は，それが最適な下顎位かどうかの判断はつきにくいとしても，模型や全身（顔貌）・口腔内から多くのサインを観ることができる．たとえば，顔貌からは，「中・下顎面の偏位や対称性」「筋の緊張」「皮膚の張り」「みずみずしさ」「血色」「目の大きさの対称性」「眼瞼のライン」「鼻のねじれおよび鼻唇溝の位置」「口唇のライン・乾燥・膨張の程度」などを観察することによって，顎関節および口腔内に負荷をかけている過機能あるいは非機能を予測し，病態を想像することができる（**fig. 11, 12**）．

成長過程における顎関節および下顎頭の異常形態を除き，後天的な咬合の異常は顎機能不全の大きな要因となる．機能は不可視であるが，その結果が形態として現れ，同様に，機能もまた形態から読み取ることができる．すなわち，形態は機能を表現し，機能は形態を表現する．形態と機能は表裏一体の関係にあるため，目にみえない機能を形態から読み取ることが重要である．全身，顔面，咬合，歯列，歯の各単位順に，各レベルで認められるサインがどのような関わり合いをもっているかを想像しながら，プロビジョナルレストレーションの応用や歯の移動，歯周外科，インプラントなどの補綴処置を絡めながら健全な状態へと咬合再構築し，補綴装置に働く「力」をコントロールしていく．

1章　機能を捉える：咀嚼運動から捉えた機能的咬合面形態のつくり方

【例1】

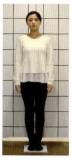
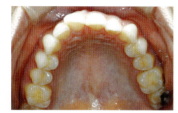
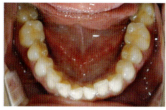
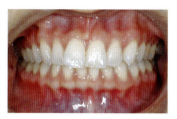

口腔内写真・全身写真：下顎の左側偏位と上下顎歯列の狭小化，左側のフラット化および舌側傾斜が読み取れる．就寝時に左側を下にしているなどの生活習慣によるものと考えられる．頭位は右側に傾斜している．

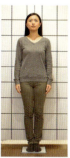
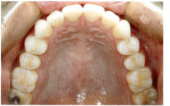
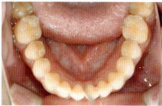
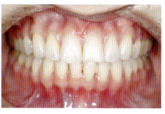

リラックスポジションにてセットアップを製作し矯正治療に移行した．左右対称で広めのU字型歯列にすることを心がけ舌房を広くしたところ，下顎位は右前方に偏位し，歯列もある程度整った．頭位もほぼ正中に戻って改善された．まだ左側臼歯部に若干の舌側傾斜が残っているが，しばらくして矯正治療を再開予定とのことである．

【例2】

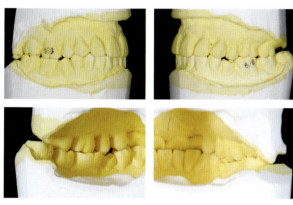
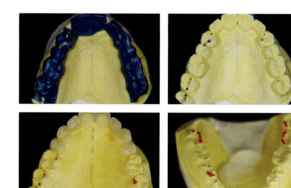
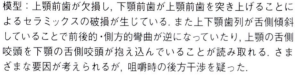

模型：上顎前歯が欠損し，下顎前歯が上顎前歯を突き上げることによるセラミックスの破損が生じている．また上下顎歯列が舌側傾斜していることで前後的・側方的彎曲が逆になっていたり，上顎の舌側咬頭を下顎の舌側咬頭が抱き込んでいることが読み取れる．さまざまな要因が考えられるが，咀嚼時の後方干渉を疑った．

シートワックスを咬合器上で咬合させ，白くなっている部分を鉛筆でマークして干渉個所を探る．$\underline{8|}$の自然挺出により咀嚼時に下顎が後方に移動できないことが読み取れる．そのため，開口時は前方に移動し，閉口時に下顎の突き上げがあることが想像できる．

fig. 11　写真，模型から読み取れるサイン

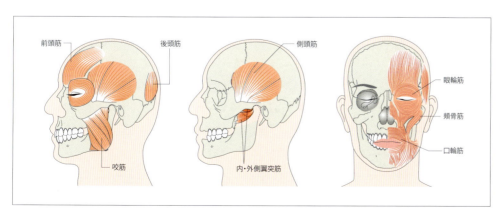

fig. 12　口腔周囲筋
口腔周囲は筋が多く付着しているため，咬合干渉（クレンチング）やガイドの欠如などの咬合異常によって過緊張による筋肉のスパズムが引き起こされる．

table 2　咬合を崩壊させる因子

- 下顎の偏位（前後・左右）
- 歯列不正
- 咬合平面の異常
- 咬合高径の異常（高径の低下や左右のアンバランス）
- 咬合面の異常形態
- 異常な口腔周囲筋（口唇・舌・口輪筋など）
- 態癖（睡眠態癖・頬杖など）
- 歯の動揺（歯周疾患）

3）リシェイピング

　筒井らは，スムーズな咀嚼サイクルを阻害する干渉を排除して歯・歯列本来の解剖学的形態を回復することを「リシェイピング（形態再付与）」とよんでいる．干渉を排除することによって，生体は自分で治癒し，自然にリラックスした位置に下顎が移動する．
　具体的には，次のようなことを行う．
① 干渉箇所の削合
② 歯，歯列のはまり込み（クレンチング）の解消
③ 摩耗等により大きくなり過ぎたオクルーザルテーブルの狭窄（生理的咬合面の大きさ）
④ 咀嚼効率向上のためのグルービング
⑤ 喪失したオクルーザルテーブルの添加

　あくまでも，「スムーズな咀嚼サイクルを回復するための手札の1つ」であって，いわゆる「咬合調整」とは意味合いが違うことに注意してほしい．

(1) 後天的因子のコントロール

　先天的な形態のアンバランスや老化を無視することはできないが，炎症，咬合性外傷，口腔周囲筋のアンバランス，生活習慣による癖（睡眠態癖，頬杖，咬唇癖，弄舌癖など），姿勢，片側噛みの習慣のような後天的な因子はコントロールが可能だという認識が必要である．
　「よい形態」は「よい機能」を発揮し「生体の治癒能」をも引き出す．逆に，「悪い形態」は「悪い機能」を引き起こし「病態の悪化」を招く．生体は，よくも悪くもリモデリング（機能の変化による二次的な形態の変化）をする．
　そこで，病態を取り除き，患者自身の治癒能を引き出すためのリシェイピングを行い，患者が元来有している最適なリラックスした下顎位へと近づける．その際，連続した歯列と咬合面展開角，生理的咬合面の大きさ，前後的・側方的彎曲，均一的・連続的なオーバーバイトやオーバージェットを回復し，維持させることを目的とする．ラボサイドにおける模型上での技工操作でも同様で，患者が本来もっているであろう下顎位を獲得するために形態の再付与を行っていく．（→「4.機能的咬合面形態とは」参照）．そのようにして下顎位の模索と形態の改善を繰り返し行うことによって，最適な下顎位と歯本来の咬合面形態が構築されていく．すなわち，スパズムのとれた下顎位と咬頭嵌合位が一致し，さらに咀嚼サイクルの終末位との一致によって，干渉のないスムーズな咀嚼サイクルが営まれるようになる．また，圧迫されていた臼歯部が開放されて元の位置に戻るため，下顎位が改善される．

1章　機能を捉える：咀嚼運動から捉えた機能的咬合面形態のつくり方

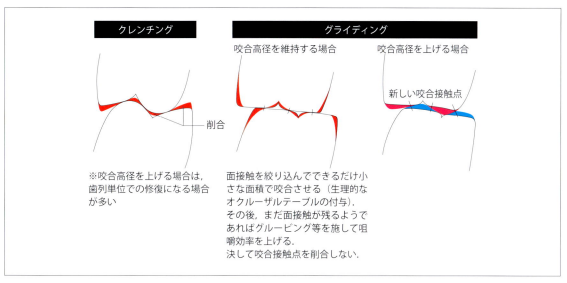

fig. 13　リシェイピング
咬頭を対合歯の窩が急な角度で抱え込みクレンチングを起こしている場合は，咬頭嵌合位で接触している箇所を残して，その外側を少し緩やかにする．一方，グライディングにより過剰に咬耗してフラットになっている場合は，咬頭嵌合位を与えるように若干の添加を行う．つまり，適切なカスプとフォッサ（リッジ）の関係を付与する．いずれの場合も異常な形態を元に戻すことを考えればよい．

　ただし，全身のバランスの影響で，異常と思われる形態が保たれている場合もあるため，咬合を崩壊させる因子を一律に，または大量に収束に向かわせるのは慎重を要する．また，改善後は，態癖や生活習慣によって再発していないかのメインテナンスや指導が不可欠である．歯科技工士にはチェアサイドとの綿密なコミュニケーションが求められることになる．

(2) クレンチングとグライディングの対応の違い

　一般に下顎の不随意的なパラファンクションはブラキシズムとよばれるが，「窮屈な咬合」の患者によくみられるクレンチングと，「ルーズな咬合」によくみられるグライディングでは，同じブラキシズムでもその発生原因や対処法は正反対であり，これを同一レベルで論じてはならない．

　咬合面形態の修正によってクレンチング（はまり込み咬合）の改善をはかる場合は，歯単位，歯列単位で捉えるとよい．歯単位では，ガイドの過剰や干渉部分を開放するためのリシェイピングを行い（**fig. 13**），歯列単位では，V字型歯列弓の場合はU字型歯列弓に戻す．前後的彎曲が強い患者は前後的に上下の歯列がはまり込んで窮屈な咬合となることが多いので，彎曲を緩やかにする．ただし，下顎位の移動を伴う可能性が大きいことから慎重を要する．修復物製作時において，対合歯に大きな深い窩がある場合でも，鋭利な咬頭を形成してはならないことはいうまでもない．そのようなときは，対合歯を含めた修復を視野に入れて取りかからなければならない．

　一方，ルーズな咬合によくみられるグライディングでは，まずグルービングをして咀嚼効率を上げ，下顎位を安定させることを最優先とする．プロビジョナル製作時も同様である．咬合高径の低下や，全体的に咬耗して咀嚼サイクルがワイドになり過ぎていることが考えられるため，咬合高径を上げられる場合はガイドを与えるか，咬合面が咬耗していればリシェイピングして生理的なオクルーザルテーブルになるようにやや狭くし，咀嚼効率を向上させるためのグルービングをする（**fig. 13**）．このようにして歯の形態修正と添加を繰り返し，最適な下顎位を模索し，咬頭嵌合位を構築して維持・安定させる．修復物製作時において，臼歯部に摩耗面形態を付与することは禁忌と捉えるべきであろう．

4. 機能的咬合面形態とは

機能的で優れた咬合面形態を構築するには，table 3 に示す7つの因子やバーティカルストップの設定について意識しておく必要がある（**fig. 14, 15**）．

table 3　機能的咬合面形態の7大因子

- 左右対称な中心裂溝を基準とした広めのU字型歯列
- 左右対称な前後的・側方的彎曲
- 均一性・連続性のあるオーバージェットとオーバーバイト
- 咀嚼効率を上げるための，しっかりとしたグルービング
- 連続性のある咬合面展開角
- 生理的なオクルーザルテーブルの広さ
- 的確なABCコンタクト（対合関係にある隆線細部は凸と凸の関係）

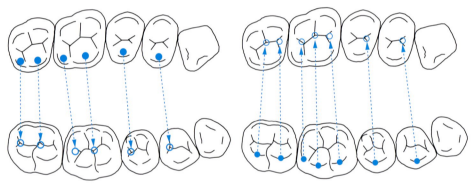

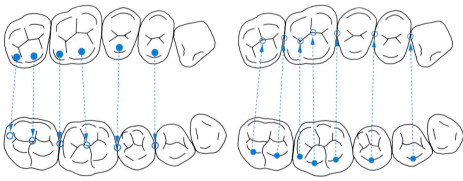

fig. 14　従来推奨されている咬頭嵌合位の接触点（全国歯科技工士教育協議会編：最新歯科技工士教本　顎口腔機能学．より）
咬頭と窩や辺縁隆線の位置関係は正しいが，このポイントで咬合接触させると各咬頭が対合歯の中にはまり込んでしまいクレンチングを誘発する．咬頭頂で接触するのではなく，緩やかな機能咬頭頂外斜面で接触させることを忘れてはならない．

1章　機能を捉える：咀嚼運動から捉えた機能的咬合面形態のつくり方

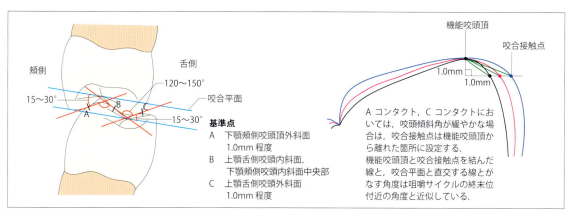

fig. 15　バーティカルストップの設定
咬頭嵌合位を安定させるポイント（バーティカルストップ）はBコンタクトである．咬合平面に対してABCそれぞれの斜面（咬頭傾斜角）を15～30°程度に設定し，咬合面展開角は120～150°程度にする（ツツイ・マスダモデルでは130°になっている）．Aコンタクト，Cコンタクトは通常，外斜面1.0mm程度に位置させるが左右の下顎頭が時間差をもってローリングすることを考慮すると，緩やかな斜面の場合はもう少し外側（1.5mm程度）でもよい．

1）咬頭嵌合位の頰舌的安定

　前述したように，機能運動は左右の顎関節で生じる時間差のために，サイクルの内側は垂直成分が強く，外側は水平成分が強い．開口時の作業側はサイクルの内側であるために垂直成分が強くなり，非作業側は水平成分が強くなってやや遅れて後下方に向かう．

　閉口時には作業側の下顎頰側咬頭が上顎のA斜面を模索しながらやや後方（外側）から入っていくが，このとき上顎のAコンタクトを中心裂溝（窩）付近に位置させると，下顎頰側咬頭（機能咬頭）が高くなり（細くそびえ立つ），本来ならば水平成分が強い閉口時の作業側の運動が，垂直成分を強めながら終了するようになる．日本人に圧倒的に多いとされるグライディングタイプではなく，弧の小さい，垂直に近い咀嚼サイクルになってしまい，ガイドの過剰やはまり込みなどの窮屈な咬合となる可能性が懸念される．逆に，オクルーザルテーブルを広く設定しすぎたり，3点接触におけるAコンタクトを上顎頰側咬頭頂寄りに設定すると，下顎位はそれを模索しようとして，大きな弧を描く咀嚼サイクル（ホリゾンタルタルチューイング）となる．

■ Aコンタクト（A点）の設定基準：下顎頰側咬頭頂の外側1.0 mm，剪断

　Aコンタクトの設定基準は，下顎頰側咬頭（機能咬頭）頂の外側1.0mm程度の箇所とする．上顎頰側咬頭内斜面の中央にAコンタクトを設定することで，上下顎の咬頭傾斜角が同じ大きさになる．上顎頰側咬頭内斜面のAコンタクトよりも頰側のエリアは，閉口時（咬合面への入斜時）に過剰なガイドとなったり干渉が生じたりする可能性があるため，過度なオーバーバイトを削合して角度を小さめに形成する．側方にも三角形の"遊び"が必要である．斜め卵型の咀嚼サイクルをもつ患者の下顎は，左右顎関節で生じる運動時の時間差によってローリングしながらAコンタクト（作業側）に入斜し，Bコンタクトを通過して，垂直成分を強めてやや遅れてCコンタクトに達する（**fig. 16**）．

　ただし，臨床では歯（支台歯）の位置の関係上，Aコンタクトを上顎の中心窩付近に設定しなければならないこともある（下顎がインプラントでカントゥアをつけられない場合など）．この場合は，上顎の咬頭傾斜角を極端に小さくする．また，下顎頰側咬頭が開口時の後方の干渉や閉口（入射）時の干渉を引き起こすことを避けるために，特に上顎頰側の近遠心的な咬合面展開角を広げておく必要がある．

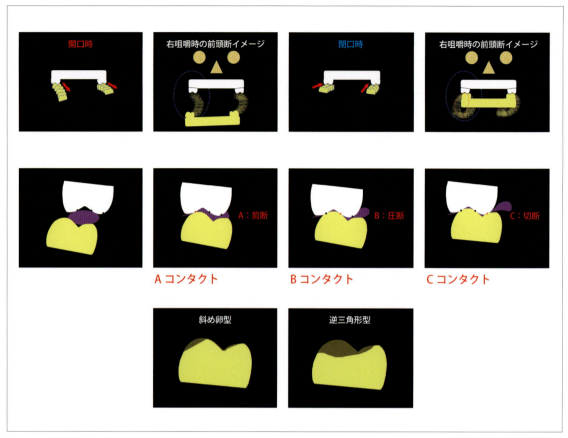

fig. 16　下顎運動の軌跡
下顎はローリングしながらAコンタクト（作業側）に入射し，Bコンタクトを通過して，垂直成分を強めてやや遅れてCコンタクトに達する．そのため，斜め卵型ではA斜面は水平に，C斜面は斜めに咬耗し，逆三角形型では逆側方彎曲の咬耗になる．

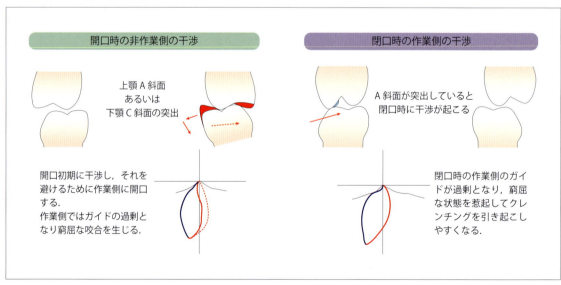

fig. 17　開口時と閉口時の干渉
開口初期，非作業側（運動の外側）は水平成分を強くもって運動しようとするが，下顎C斜面が突出していると干渉を避けるためにリバースしてしまう．このため，筋の過緊張を引き起こす．この場合，偏咀嚼となったり，下顎偏位を起こす（谷歯科医院・谷　昌樹氏のご厚意による）．

■ Bコンタクト（B点）の設定基準：上顎舌側咬頭内斜面中央部，下顎頬側咬頭内斜面中央部，圧断
■ Cコンタクト（C点）の設定基準：上顎舌側咬頭頂の外側1.0mm，切断

　Bコンタクトは上下顎の歯の各隆線の中央部あたりに設定する．Cコンタクトは，Aコンタクトと同様に咬頭傾斜角を小さめするため，上顎舌側咬頭頂の外側1.0mmの箇所に設定する．下顎は，Cコンタクトより舌側寄りのテーブルが上顎のC斜面に立ち上がらない（抱え込まない）ようにしておかないと，開口時は非作業側，閉口時は作業側の水平成分が多くなるため，干渉が起こりやすくなってしまう．これはグライディングタイプの逆三角形型の場合にみられる典型的な症状である．同時に，開口時の早期干渉（後方の干渉）や過剰なガイドを防ぐための削合も必要となる（**fig. 17**）．

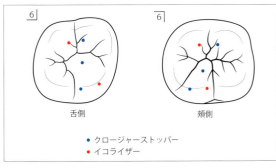

fig. 18　クロージャーストッパー（閉止点）とイコライザー（平衡点）
顎関節，筋，咬合の三次元的な調和のなかで，咬頭嵌合位における近遠心的・頬舌的接触点は，Bコンタクトを起点として距離が長くなる．すなわち，BコンタクトとAコンタクト（Aクロージャーストッパー・Aイコライザー）を結ぶ三角形は大きくなる．Cコンタクトも同様である．

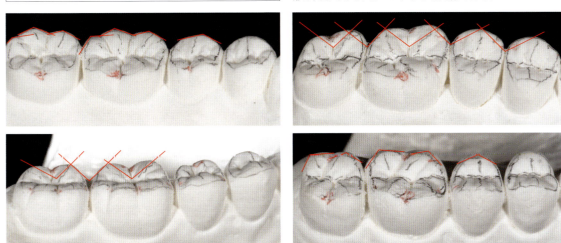

fig. 19　連続性と整合性の得られた咬合面形態
咬合平面に対し，咬頭，隆線（辺縁隆線含む），頬舌的・近遠心的な咬合面展開角，前後的・側方的彎曲の連続性を付与する．

2）咬頭嵌合位の近遠心的安定（クロージャーストッパーとイコライザー）

　クロージャーストッパーは上顎各咬頭の遠心斜面と下顎各咬頭の近心斜面の接触点で，咀嚼運動時の終末位（閉止点）となる．一方，イコライザーはその平衡点で，上顎各咬頭の近心斜面と下顎各咬頭の遠心斜面の接触点により下顎の後退を防止する（**fig. 18**）．限界運動でも機能運動でも，"時間差"によりサイクル内側は垂直成分が強く，外側は水平成分が強いことや，顎関節，筋，咬合の三次元的な調和が求められることを踏まえたうえで，咬頭嵌合位の頬舌的安定（ABCコンタクト）をはかるときと同じように，クロージャーストッパーとイコライザーを設定して近遠心的安定を求める．そして，咬合平面を基準として，咬頭，隆線（辺縁隆線含む），頬舌的・近遠心的な咬合面展開角，前後的・側方的彎曲の連続性を付与する（**fig. 19**）．連続性や整合性を逸脱するような極端な咬合関係（接触点）はクレンチングや後方の干渉を引き起こす場合があるので注意し，特にクレンチングや干渉を誘発する可能性が高い上顎舌側咬頭頂と下顎中心窩付近，下顎頬側咬頭頂と上顎中心窩付近には十分に配慮する．

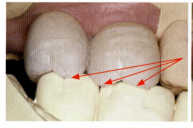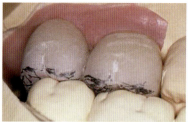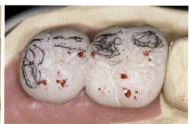

fig. 20　近遠心的・頬舌的な抱え込み
咬合器上で咬合紙がマークされている箇所を蝶番運動のみで咬合調整していくと，左図のように頬側咬頭を抱え込むような形態になる．つまり，オーバーバイトのみが多く形成され，オーバージェットがほとんどない状態で近遠心的・頬舌的な抱え込みになる．さらにこの症例では蝶番運動では咬合しない上顎咬合面遠心部が垂れ下がってしまっている．咀嚼運動のシミュレーションをしたらわかるように，下顎歯列が後側方に開閉口することを考えると間違いなく干渉を引き起こす．歯，歯列の連続性を有する程度に広げるように鉛筆部分を削合した．

　また，咬頭嵌合位における近遠心的接触点は頬舌的接触点同様に水平成分の影響を強く受けるので，開口時の後方の干渉ならびに閉口時（入射時）の干渉を回避するためには，上顎では咬頭嵌合位より遠心に，下顎では咬頭嵌合位より近心に大きな突起をつくってはならない（**fig. 20**）．1歯ごとの上下顎での咬合関係はもちろん重要であるが，下顎頭を起点として下顎全体が運動していることを考えると，必ずしもすべての接触点を設定しなくともよい．

　口腔内では歯列の裏側や斜めから観察するのは困難であるが，模型上では可能なので，基本的な連続性や整合性はラボサイドで付与・確認し，チェアサイドに届ける必要がある．

5. 機能的咬合面形態の構築

1）機能的咬合面形態の構築方法

　咬合面は，各咬頭，各隆線においてカスプとフォッサの関係（山と谷の関係）をできるだけ維持する．特に上下顎第一大臼歯がⅠ級関係の場合は，上顎の斜走隆線は下顎の頬側遠心溝の嵌合部に位置しなければならない．また，上顎舌側溝（スチュアートグルーブ付近）に下顎の遠心頬側三角隆線と近心舌側三角隆線を結んだ隆線が入ってこなければならない（**fig. 21**）．接触点は咬頭頂に設けるのではなく，**fig. 15**のように緩やかな斜面に設ける．

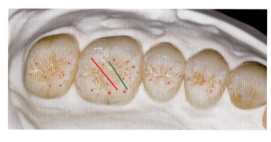

斜走隆線

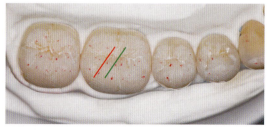

遠心頬側三角隆線と近心舌側三角隆線を結んだ隆線

fig. 21　上下顎第一大臼歯の理想的な嵌合
上顎の斜走隆線は下顎の頬側遠心溝の嵌合部に位置する（赤線）．また，上顎舌側溝に下顎の遠心頬側三角隆線と近心舌側三角隆線を結んだ隆線が入る（緑線）．

咬合面形態の構築には，①削合していくことで咬合関係を構築していく方法（ラボサイドでは通常，ポーセレンやレジンの焼成収縮や重合収縮を考慮して大きめにつくるため）と，②高さを合わせて接触点を残していく方法（チェアサイドでプロビジョナルレストレーションを製作する場合，軟らかいレジンを患者に噛みしめてもらい，必要な接触点のみを残して構築していくことが多い）がある．

■ 削合していくことで咬合関係を構築していく方法

① 上顎の頬側咬頭頂を対合の下顎頬側溝に嵌合させる．若干支台歯や咬合関係がずれていても，できるだけ咬頭と裂溝の関係は維持する．この段階で上下顎の咬頭の大きさが決定される．

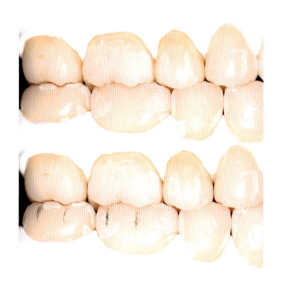
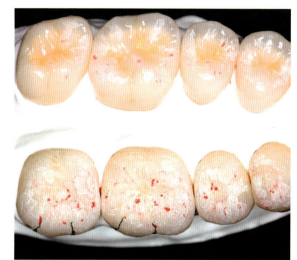

② 少しずつ咬合調整をしていくと咬合接触点が増えていく．咬合高径が最終決定されるまではできるだけ多くの接触点を残すように心がける．特に，上顎舌側咬頭と下顎頬側咬頭，すなわち機能咬頭は，下顎がローリングしながら運動することを意識し，丸みを帯びた外斜面に接触させるように咬合調整を進める．次に，上下顎の中心溝や歯冠近遠心・頬舌径のバランスを視野に入れながら，各三角隆線の幅割をしていく．図では，上顎舌側咬頭（機能咬頭）頂が下顎中心窩に接触しているのがわかる．最終的にこの接触点が維持されることはないが，カスプとフォッサ（リッジ）の位置関係は正しい．

事前に決定されていた下顎頬側溝とこの上顎舌側咬頭頂の接触点を繋いでいくと，下顎大臼歯咬合面の三角隆線の大きさや幅割が決定される．この段階で，大まかな咬合面形態が完成する．ただし，まだ，若干の削り代を残しておくのがコツ．

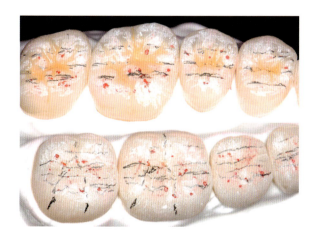

③ 歯列のなかでの連続性を考えながら咬合調整を行っていく．対合歯を含めてバランスを取ることが大切になる．上顎舌側咬頭，下顎頬側咬頭を削合するときは特に注意する．あまりそれらの咬頭ばかりを削合すると逆側方彎曲になっていく．

なお，Aコンタクト，Cコンタクトの基準は上下顎機能咬頭外斜面にあるため，機能咬頭を調整する場合は咬合平面に対して斜めにバーを寝かせ（咬合平面に対して25°程度），咀嚼サイクルの開口初期と閉口後期の入出角度を参考に概ねその角度で削合していく．

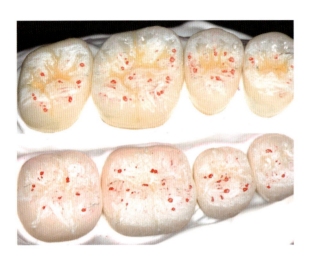

④ 上顎は咬頭嵌合位における接触点よりも遠心の突起，下顎は咬頭嵌合位における接触点よりも近心の大きな突起は咀嚼運動時の後方の干渉を誘発するため，近遠心的・頬舌的に咀嚼サイクルと同等の傾斜角度を付与する．イコライザーはもちろん必要だが，後方の干渉になりやすいので三角隆線の急斜面に設定してはいけない．

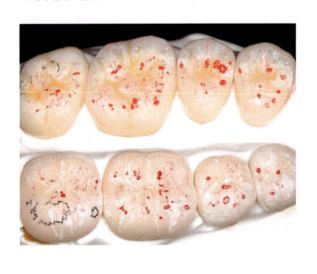
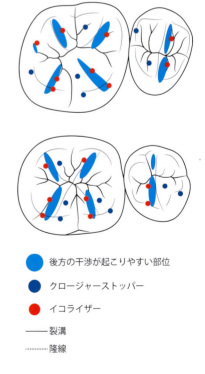

● 後方の干渉が起こりやすい部位
● クロージャーストッパー
● イコライザー
── 裂溝
┄┄ 隆線

（筒井祐介：日本顎咬合学会2015年ポスター発表より）

⑤ 少しずつ削合していくと接触点が増えてくる．この段階ではできるだけ多くの接触点がマークされていることが大事．

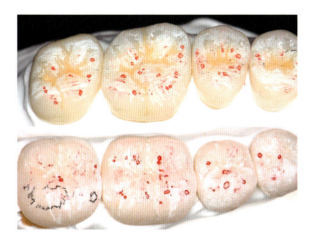

⑥ 蝶番的な咬合高径の調節が終了したら，前述のリシェイピングの概念に沿って不必要な接触点を取り除いていく．

咬合圧が強く出ている箇所や広い面積で接触している場合，接触点周辺はマークされているが中心部が白く色抜けするホワイトスポットが現れる．その部位を直径0.5mm程度になるまで絞り込んでいく．そうすることによって，また新たな接触点が出現してくることが多々ある（プロビジョナルで即時重合レジンなどの軟らかい材質を使用する場合は，直径1.0mm程度でも構わない）．

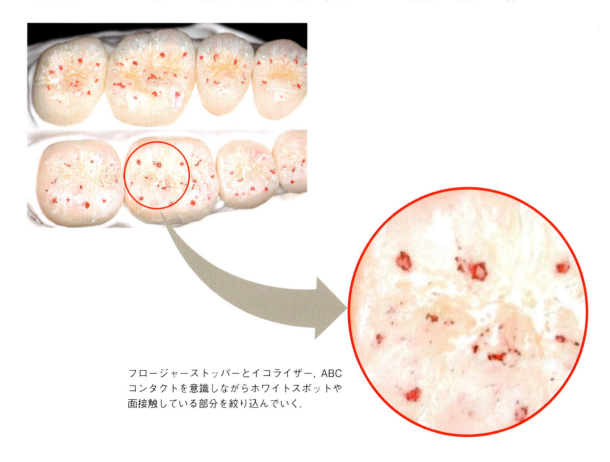

フロージャーストッパーとイコライザー，ABCコンタクトを意識しながらホワイトスポットや面接触している部分を絞り込んでいく．

咀嚼サイクルにおいて開閉口時，特に上下顎第一大臼歯の機能咬頭が抜けやすくなるように，上顎頬側咬頭と下顎舌側咬頭は十分な開放を行っておく必要がある（**fig. 15**参照）．機能咬頭である下顎頬側咬頭（緑色）と上顎舌側咬頭（赤色）は作業側では閉口時，非作業側では開口時に干渉しやすいため，上顎頬側の近遠心的な咬合面展開角と下顎舌側の近遠心的な咬合面展開角は広く開けておかなければならない．

上下顎第一大臼歯だけでなく，すべての箇所でルーティンとして同程度の角度で開けておくと，さらに干渉の回避となる．

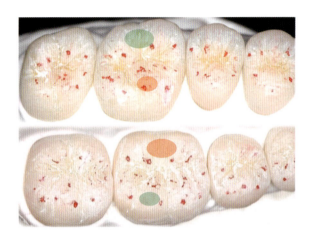

⑦　完成．

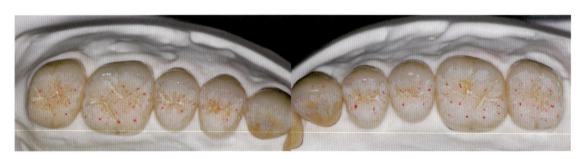

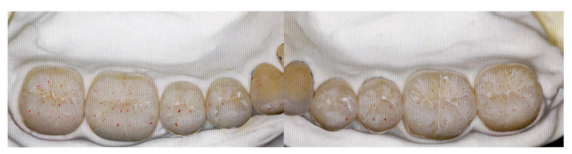

咬合調整のポイント

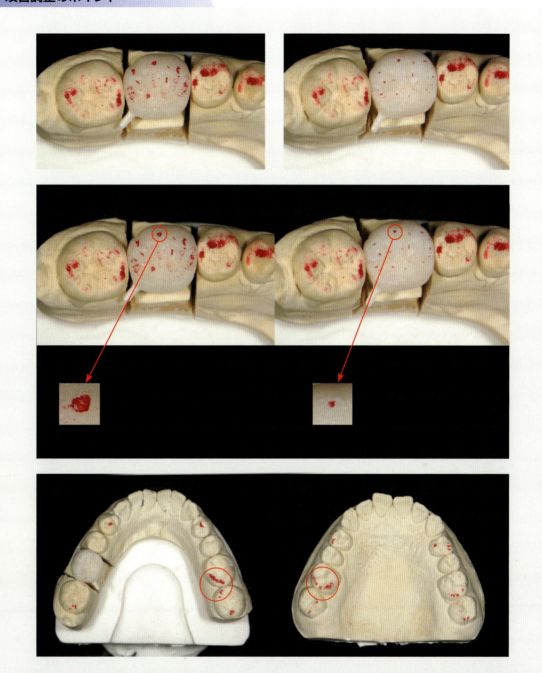

　大きなオクルーザルポイントは絞り込んでいく．もし対合歯で調整できるのであれば，咬合面展開角の連続性を重視し調和を優先する．開閉口時の干渉が考えられる箇所には赤マークをして返却する．

　ただし，一挙にリシェイピングを行うと下顎位が過剰な反応をすることがあるので，何回かに分けて少しずつ反応をみながら削合する．また，チェアサイドでは，咬合面の再付与を行うと下顎位が変化する可能性があることを患者に伝え，正常には近づくが一時的な咬頭嵌合位のズレにより咀嚼しにくくなることもあり得ることを説明することが大事である．

■参考文献
石原寿郎，河村洋二郎：臨床家のためのオクルージョン．医歯薬出版，1972．

高さを合わせて接触点を残していく方法

① 即時重合レジンを咬合面に置き，軟らかいうちに対合と咬み合わせる．咬合高径だけをみると，すでに適度な高さが表現されていることになる．

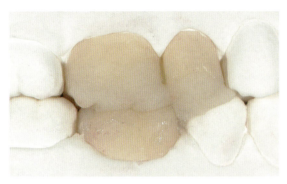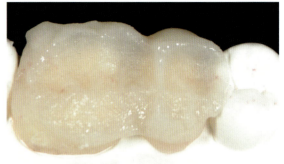

② クラウンの外形を整えるようにバリを取っていく．咬合に関与する箇所は削合しない．

その後，咬合面全体を油性マジックで塗りつぶす．凹みがあるところは裂溝，凸部は咬頭（隆線）が走行するところと捉える．この関係を理解して形態づけすることで，ある程度理想的な対合歯との咬合接触点が得られる．

下顎対合歯との関係をよく観察してみると，斜走隆線（黄色）が印記されているのがわかる（下顎第一大臼歯の頰側遠心溝）．よって，ここに主隆線，一番凹んでいるところに主溝が走行する．中心窩には下顎頰側咬頭が嵌合する．単純にこれらを繋ぎ合わせていけばカスプとフォッサ（リッジ）の関係がよくわかる．これでほとんどの形態づけが完成したことになる．

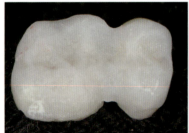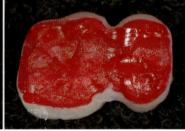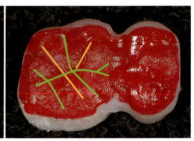

③ 裂溝・隆線の連続性に注意しながら軽く中心溝を削合する．

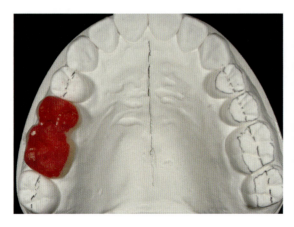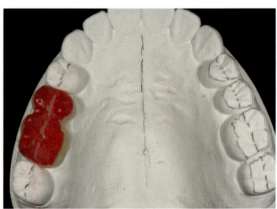

④ ②の模式図に沿って主溝を掘り込む.

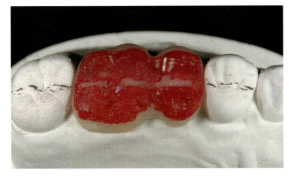
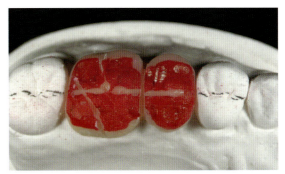
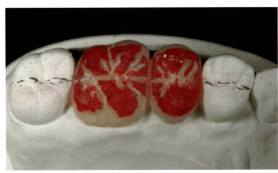

⑤ **fig. 15**で示したように,必要な接触点のみを残しながら咬合面を削合し,Aコンタクト,Bコンタクト,Cコンタクトを付与する.ただし,Aコンタクトの基準は下顎頬側咬頭外側であるため,ここでは目安程度にとどめる.最終的には直線的だった主溝を,特に斜走隆線の部分はその隆線と垂直になるように溝を斜めに深く掘っていき,三角隆線を形成していく.

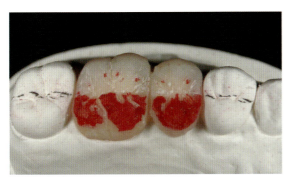
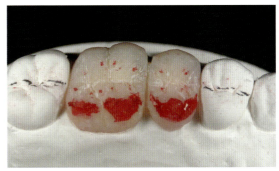
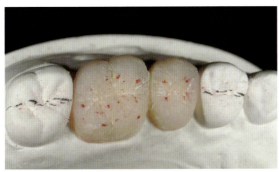

上顎に対して下顎を形成する場合も同様である.

2）機能的咬合面形態のチェックポイント

できるだけ多角度から形態を観察する．ポイントは，観察したい方向とは反対側，つまり遠心側を観察したい場合は斜め近心から，舌側を観察したい場合は斜め頬側から観ることである．

ここでは上顎についてのチェックポイントを示すため，下顎については表現が逆になる場合もあるので注意する．

チェックする順序

1. 咬合面観

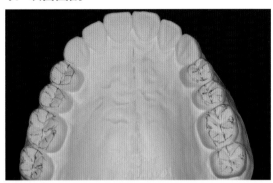

口蓋縫線を基準として正中，中心溝に線を引くことで，歯列弓の変形や大きさを観ることができる．歯列弓を計測するためには，たとえば犬歯の切縁や大臼歯の中心窩をマークし，口蓋縫線上の同一基準点からの距離を求めれば大まかに把握することができる．

歯列の変形量によって矯正をしたり，補綴処置をするのであれば歯列ができるだけ左右対照の広めのU字型になるように心がける．

2. 前方面観

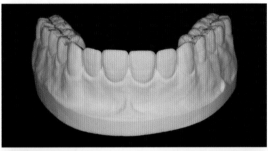

咬合面展開角の連続性や各隆線の急激な突起，側方彎曲をチェックする．

細部に目を向けると，近心から隆線を斜めに観察することで遠心に移行する隆起がよく見てとれる．過度なクロージャーストッパーを発見することができる．

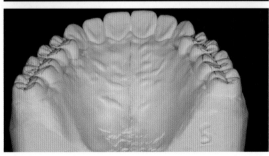

模型だと遠心からも観ることができる．前方面観同様に側方彎曲をチェックできると同時に，近心に移行する各隆線を観ることができるので，後方の干渉となりやすい過度なイコライザーを発見しやすい．

3. 側方面観

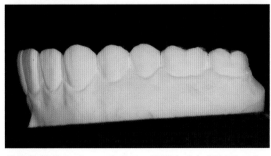 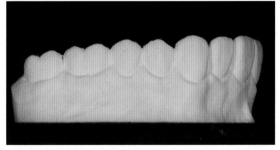

前後的彎曲をチェックする．模型を少し傾けることで，前後的彎曲を司る舌側咬頭との関連を観ることができる．

4. 斜め45°から頬側咬頭

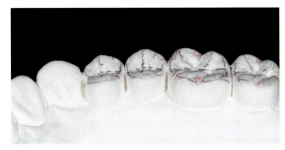 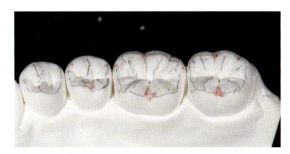

近遠心的な咬合面展開角，特に大臼歯の主機能部位における近心・遠心咬頭の間の展開角を観ることができる．咀嚼運動において下顎頬側咬頭が出入りする箇所であるので大きく開けておきたい．具体的には，頬舌的な咬合面展開角と同等の角度を付与したい．

5. 斜め45°から舌側咬頭

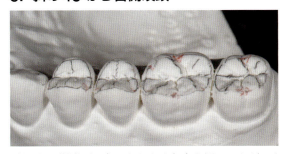 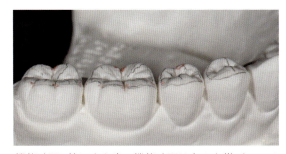

舌側咬頭（機能咬頭）の大きさや角度を観ることができる．機能咬頭，特に大臼歯の機能咬頭は丸みを帯びている．

6. オーバージェットとオーバーバイトの量

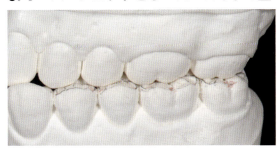 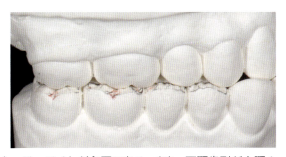

緩やかな咬頭嵌合を得るためには適度で整合性のあるオーバーバイトが必要である．また，下顎歯列が上顎A斜面（Aコンタクト）を目標にサイクルを営むことから，適度なオーバージェットも必要と言える．
咬頭嵌合位における十分な空隙を確保し，咀嚼効率を上げるためにも，十分チェックしておきたい．

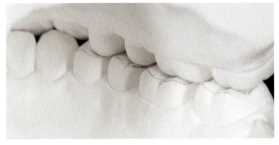 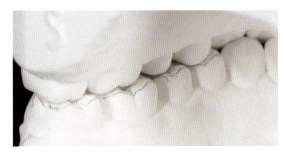

模型だと閉口時における舌側のオーバーバイト，オーバージェットも観察することができる．咀嚼運動を繰り返していくうえで，いったん咬合面に食物を貯め置き，そして下顎がローリングしながら圧断し，「咬合面→舌→咬合面」という道筋をつけるために，舌側にも適度なオーバーバイト，オーバージェットが必要である．

機能的咬合面形態の修正例

【例1】

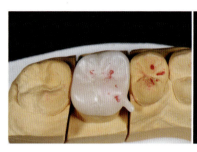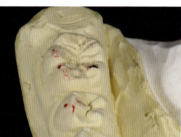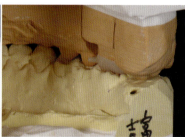

近心舌側咬頭のC斜面には大きな面接触がある．またCコンタクトは咬頭頂の外側1.0mm程度の緩やかな箇所に位置しなければならないが，咬頭頂から離れた急斜面の部分に位置している．これは対合歯の咬頭が抱え込んでいることを意味し，このままでは後方の干渉を引き起こす．近心頬側咬頭にも面接触がみられる．

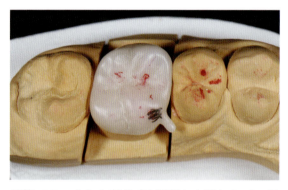

鉛筆でマークした部分（咬頭頂から離れたイコライザーで後方の干渉を引き起こす箇所）を狭窄していく．また，面接触がみられる部分の接触点を小さくし，対合歯と点接触になるようにする．もし，対合歯が削合可能である場合は上下顎双方を視野に入れてリシェイピングしていく．

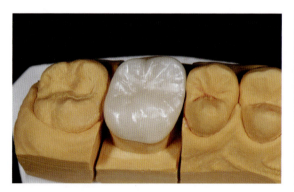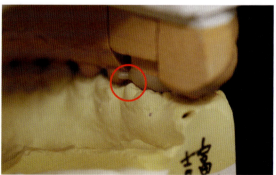

完成．この症例では点接触するまで削合し，対合歯のリシェイピングは歯科医師の判断にゆだねた．○部の隙間を確認する．

【例2】

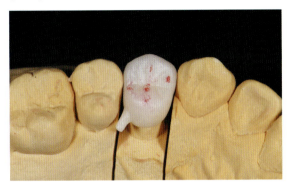
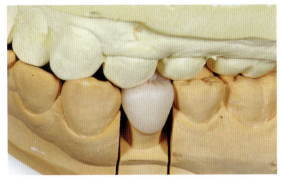

大きく面接触している箇所がある．特に近心斜面の過度なイコライザーは後方の干渉となりやすい．

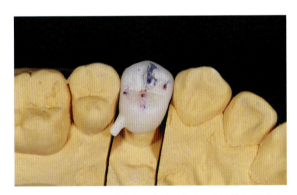
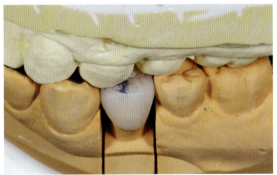

青でマークされた干渉になりやすい箇所を削合し，オーバーバイトも浅めにした．

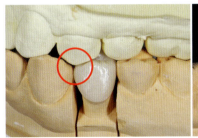
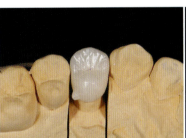
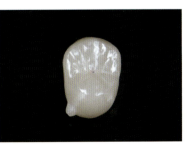

完成．A, Bコンタクトは維持されつつ，咀嚼効率を上げるためのグルービングが施されている．○部には隙間がある．

6. 機能的咬合面形態を構築するAFM咬合器

　AFM咬合器は，干渉部位を簡単に診査したり，干渉のない補綴装置を製作するために咀嚼運動を再現させることが可能な咬合器である．

　ここでは，AFM咬合器と付属のフェイスボウであるキャリパスについて解説する．

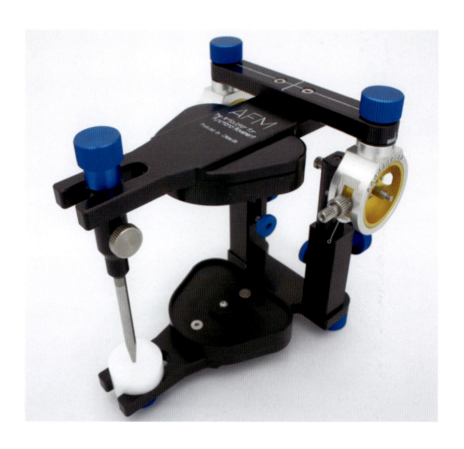

　咬合器には，下顎運動要素を咬合器上で調節することが可能な調節性咬合器と，下顎運動要素が解剖学的に平均値に固定されている平均値咬合器がある．さらに調節性咬合器は，矢状顆路角または矢状顆路角と側方運動時の側方顆路角を調節できる半調節性咬合器と，側方運動時の作業側の下顎運動も含めたすべての下顎運動を調整できる全調節性咬合器とに分けられる．

　また，咬合器の構造として，顆頭球が生体同様に下弓についているアルコン型と，生体とは逆に上弓についているコンダイラー型があり，顆路指導機構形態がボックス（箱，屋根）型になっているもの（ボックス型）と，スロット状になっているもの（スロット型）がある（**fig. 22**）．

　AFM咬合器はアルコン型・スロット型の半調節性咬合器であり，スロット型にすることで顆路指導機構の浮き上がりを解消している．通常の蝶番開閉口運動はスロット内の顆頭球を前後のネジで固定した状態で行い，顆頭球前方に存在する前方運動解放ネジを解放することで下顎の前方運動の再現を，顆頭球後方に存在する後方運動解放ネジを解放することで下顎の後方運動の再現を行うことができる．スロット内に顆頭球があることで後方運動時に任意の円弧軌跡を通過させることが可能となり，生理的な限界運動はもちろん，いままでの咬合器にはできなかった咀嚼時の機能運動の再現が可能なことが最大の特徴といえる（**fig. 23**）．

顆路指導機構の形態

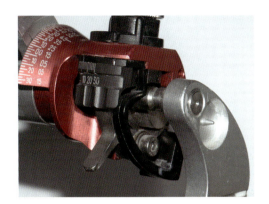
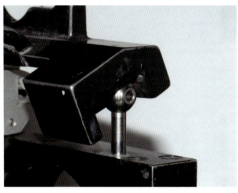

ボックス型

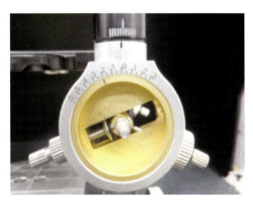

スロット型

fig. 22　咬合器の顆路指導機構
顆頭球が上弓，下弓のどちらにあるのかでアルコン型とコンダイラー型に，顆頭球が収まる顆路指導機構の形態でボックス型とスロット型に分けられる．

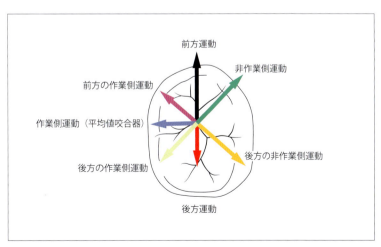

fig. 23　AFM咬合器での稼働可能図

Chapter 1

AFM咬合器の顆路調節

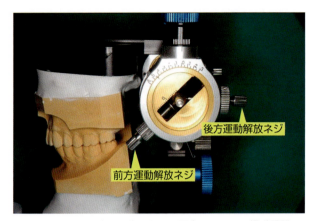

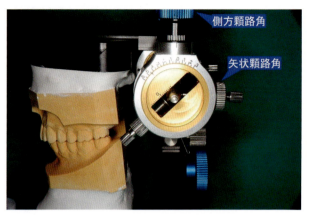

スロット内の顆頭球を前後のネジで固定することで蝶番開閉口運動が行える．

側方顆路角や矢状顆路角は矢印の部分で調整する．スロット型では側方チェックバイトを用いて側方顆路角の調整を行うことができないため，左右矢状顆路角に大きな差がなければ平均値で設定するとよい．

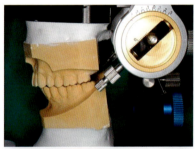
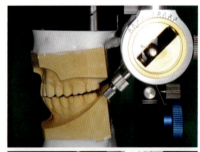
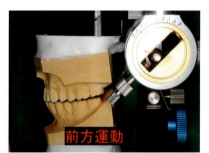
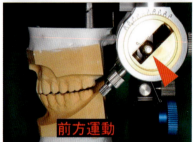
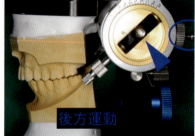
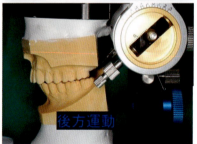

前方運動

後方運動

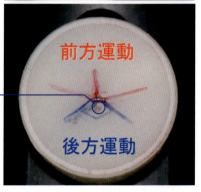

青色の後方運動の部分がいままでの咬合器では表現することができなかった部分．

1章 機能を捉える：咀嚼運動から捉えた機能的咬合面形態のつくり方

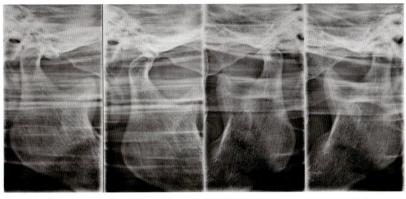

咬頭嵌合位　　　前方ChB　　　前方ChB　　　咬頭嵌合位

本来は開口，閉口時の顎関節の状態を調べるためのパノラマ4分割撮影で，前方チェックバイトを装着した状態における下顎頭の移動を確認した．

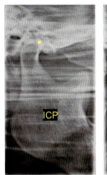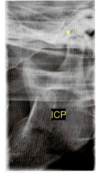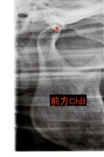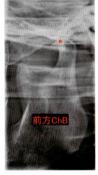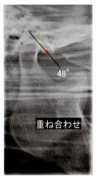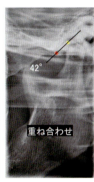

咬頭嵌合位における顎関節の状態　　　前方位における顎関節の状態　　　重ね合わせ．撮影時の頭部の位置付けはフランクフルト平面を基準にしているので，重ね合わせることで計測された48°，42°という角度はフランクフルト平面に対する矢状顆路角を意味することになる．

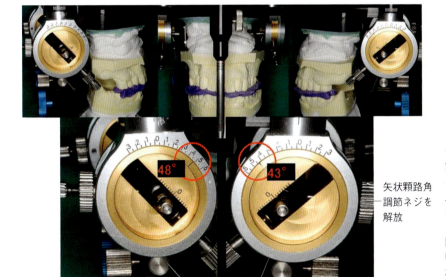

矢状顆路角調節ネジを解放

チェックバイトを用いて顆路調節を行う．前方運動解放ネジおよび矢状顆路角調整ネジを緩めた状態で前方チェックバイトを上下模型に装着し，左右矢状顆路角を0°から徐々に大きくしながら上下模型にズレが出ないよう注意をして調節する．特に固有顆路角付近において上弓が大きく影響を受けやすいため注意する必要がある．右側が48°，左側が43°．

45

1) 咬合器への模型の装着

　少数歯の修復であれば，習慣性の咬頭嵌合位を変化させないように対合歯との咬合関係および隣接歯との辺縁隆線の連続性に注意しながら製作していけばよいため，全体としての咬合平面が咬合器上で見えていない状態であったとしても，上下の位置関係が確実に再現されている状態であればそれほど支障を来たすことはない．

　しかし，多数歯の修復物の製作や咬合再構成が必要なケースでは，咬合平面が咬合器上でどの位置に存在しているかが明確になっていないと，完成した修復物を口腔内に装着した際に，患者の咬合平面（もしくは術者が設定した咬合平面）と修復物で構成される咬合平面との間にズレが生じてしまうことが少なくない．特に，元の咬合平面に大きな不調和が認められる場合や下顎の偏位を来たしているようなケースでは顕著である．

　したがって，咬合器上の咬合平面を明確にするために，マウンティング用平面板や専用のフェイスボウを用いて上顎模型を装着し，その後，セントリックのチェックバイトを利用して下顎模型を装着する．

■ マウンティング用平面板を用いた上顎模型の装着

　マウンティング用平面板は文字どおり，上顎模型を咬合器に装着していく際のサポート的な役割をするものである．前後的な角度調整ができるタイプとできないタイプが存在する．

　口腔内にて理想的な咬合平面の通過位置（またはそれと平行）に咬合平面板を設定する（**fig. 24**）．その後，残存歯や支台歯と咬合平面板との隙間をシリコーンなどで埋めて上顎模型装着用のコアを作製し，それをマウンティング用平面板上の正中に合わせて上顎模型を装着する．前後的に角度調整ができないタイプのマウンティング用平面板を使用する場合，咬合器の上弓，下弓と平行（床と平行）な面として咬合平面が咬合器上に具現化されることとなる．

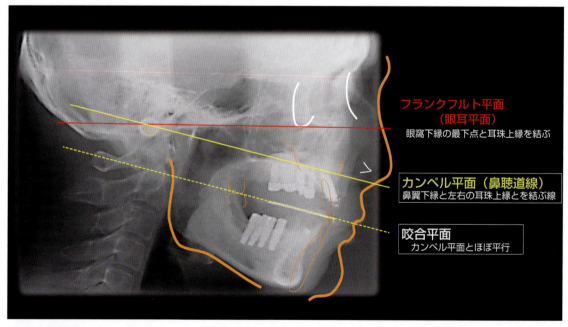

fig. 24　基準平面
基準平面としてさまざまな平面が存在するが，エックス線撮影などをしなくても求めることのできる基準平面としてフランクフルト平面やカンペル平面がある．臨床的には各平面の後方基準点を骨格によって耳珠領域内で設定することが多い．模型上で咬合平面を設定するときは下顎中切歯切縁と臼後三角中央部を結んだ平面にすることが多い．

1章　機能を捉える：咀嚼運動から捉えた機能的咬合面形態のつくり方

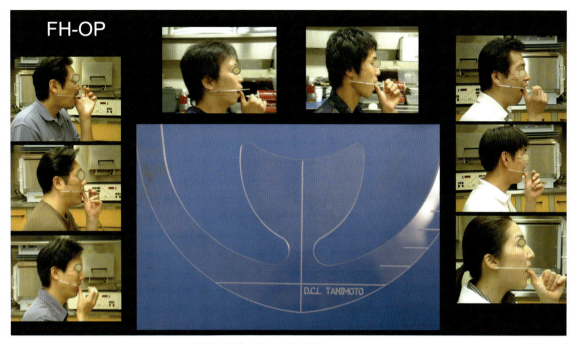

fig. 25　AFM咬合器のマウンティング用平面板（プラスチック平面板）
縦横にそれぞれ指標となる線が刻まれているため，上顎模型装着を行う際に切歯部を前方部3本の線のいずれかに合わせることで，class Ⅰ，Ⅱ，Ⅲ時における平均的なボンウィル三角およびバルクウィル角を再現することができる．生体固有の咬合平面は個人差があるものの，カンペル平面とほぼ平行である．

　一方，前後的に角度調整ができるタイプのマウンティング用平面板を利用する場合は，装着する際に角度を調整することで，床と平行にしたり後ろ上がりにしたりできる．つまり，カンペル平面と平行な面として咬合平面を咬合器に具現化させたり，フランクフルト平面との位置関係を再現させた咬合平面を具現化させたりと，その用途に合わせた咬合器装着が可能となる．また，コアを作製する際の前後的なテクニカルエラーが万一起こったとしても，角度を補正することでテクニカルエラーを回避することも可能となる．
　AFM咬合器のマウンティング用平面板（**fig. 25**）は前後的な角度調整が可能であるが，フランクフルト平面基準で上顎模型装着を行う場合など平面板を後ろ上がりにした場合では，そのまま装着すると前歯部が咬合器下弓側へ位置づけられてしまうため，咬合器の中央に位置づけるようにジグを利用して平面板を上方へ移動させることで前歯部を適正な高さで位置づけることができる．また，咬合平面が乱れている場合などカンペル平面基準にて上顎模型装着を行った場合では，理想的な咬合平面に対してどの部位がどれだけ挺出，圧下しているのかという模型診査も可能である．上顎模型上で挺出部を削合し，その削合量分を平面板で上げることにより支台歯形成時の削合量を予測したり，平面を整えるためのガイドステントを作製することができたりと使用法はさまざまである．
　さらに，この平面板は回転させることも可能であるため，口蓋縫線が生体の正中線と一致していない場合などにおいても平面板を回転させることでシンメトリックな補綴装置の製作が可能となる．

■ フェイスボウトランスファーによる上顎模型の装着

　生体の左右側下顎頭に対する上顎歯列の位置関係をほぼ正確に咬合器に再現するために行う手法である．外耳道と下顎頭の解剖学的位置関係を平均的に算出しているため，外耳道を利用して簡易的に咬合器顆頭球に生体の下顎頭の位置を再現することが可能となる．つまり，外耳道と上顎歯列の三次元的位置関係が記録されることで下顎頭と上顎歯列の位置関係が咬合器上に再現されることになる．

　フェイスボウトランスファーを行うことで蝶番開閉口運動時における早期接触などをあらかじめ取り除くことができたり，チェックバイトにより顆路調節を行うことで直線的ではあるが口腔内の動きを再現できるため，咬合調整が少なくて済むなどの利点がある．

　しかし，外耳道を利用して平均的に蝶番軸を求めているに過ぎないため，正確な蝶番軸が求められている保証はなく，生体の下顎頭間距離と咬合器の顆頭球間距離が必ずしも一致しないことや，下顎頭の吸収，変形があるような場合も考慮すると，100％正確な下顎運動が咬合器に表現される訳ではないことを理解する必要がある．また，中顔面のひずみなどにより左右外耳道の上下，前後的な位置関係が生体正中面に対して対称であることはほとんどなく，前頭面で左耳が高い位置にある場合は咬合器装着時には咬合平面がその分右上がりとなって表現されたり，前後的な位置関係に差がある場合は上顎模型の正中線のズレとして表現されたり，正中から外耳道までの距離に左右差がある場合は生体正中と切歯点が一致していても咬合器の正中に切歯点が位置付けられることはない．このような状態で咬合再構成を行うと，基準となる平面が咬合器上にないため，結果として完成した修復物による咬合平面が口腔内で調和しないという現象を起こしやすくなる．もちろん，チェアサイドからの写真や細かい指示，指標となる正中線や切縁線を咬合器上に盛り込むことで咬合平面となる基準を少しでも伝達することは可能であるが，あくまで直線的で三次元的に具現化できないため，歯科技工士の経験値にゆだねられることになる．

　ここからは考え方の問題であるが，①少しでも近似した顆路を咬合器で再現するために，咬合平面が具現化できない状態を選択するのか，②それとも100％正確な下顎運動を咬合器で再現できないのであれば，近似した下顎運動にはこだわらず，咬合平面の具現化を優先するのかを決めていく必要がある．筆者は基準平面が咬合器に具現化されることでチェアサイドとラボサイドの伝達もスムーズに行えることや，経験値に関係なく客観性のある咬合再構成が可能となることなどを考えると，後者のほうが臨床的には有利であると考える．そこで，咬合平面の具現化に加え，ボンウィル三角やバルクウィル角の再現およびある程度の蝶番運動の再現も可能な状態をつくり出すために，従来のフェイスボウの欠点を改善したキャリパスを開発した（**fig. 26**，松本勝利氏，西岡健一氏，谷本英延氏との共同開発）．

　キャリパス装着時はフランクフルト平面に対する上顎歯列の位置関係を咬合器にトランスファーしたいため，後方基準点は左右外耳道，前方基準点は右側眼窩下点を用いる．眼窩下点から切歯点までの距離は平均して概ね55mm前後であるため，平均的な状態であればフランクフルト平面基準による装着で切歯点は咬合器の中央付近に位置付けられることとなる．

　フランクフルト平面を基準としている大きな理由の一つは，AFM咬合器の特徴にも関係している．AFM咬合器はスロット内の顆頭球を前後のネジで固定して安定したセントリックを保つ構造となっているが，後方部のネジを緩めることで後方運動が可能となり，正常な咀嚼運動と類似した動きを行うことができる．その後方運動の根拠となるのがナソヘキサグラフによる咀嚼運動解析であり，ナソヘキサグラフの基準面もフランクフルト平面であるため，実際の咀嚼運動や限界運動時の下顎運動を生体に近い状況で行わせるようにこの平面を基準としている（**fig. 27, 28**）．

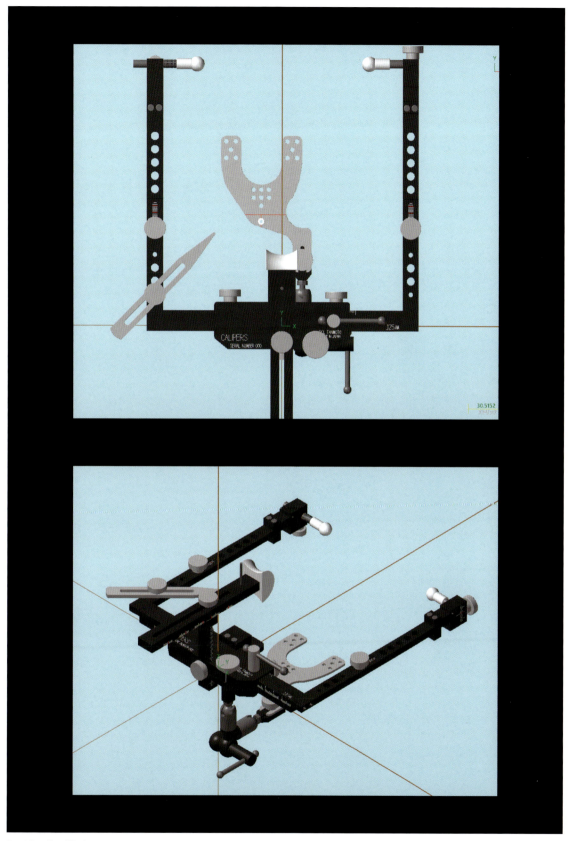

fig. 26 キャリパス
AFM咬合器専用のフェイスボウ．通常のフェイスボウとしての使用法に加え，生体外耳道の補正を行うことができる．ジグを製作することで他の咬合器でも使用できる．

キャリパスによる生体外耳道の補正（模式図は，長田耕一郎氏の協力による）

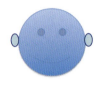 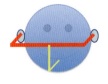

咬合器装着

正面から見た図　　真上から見た図

外耳道が左右対称である場合は通常のフェイスボウとして使用する．

外耳道の高さが違う場合

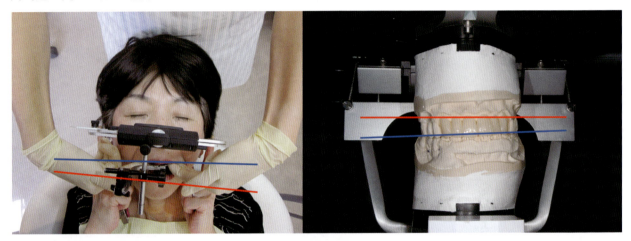

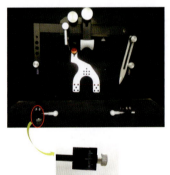

上下的に最大12mm調整できる

正面観からの外耳道の上下的調整

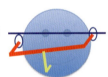 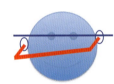 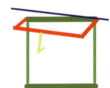

イヤーロッドを入れ平行器等で調整する

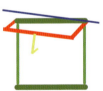 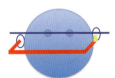 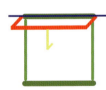

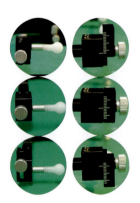

耳の高さが違う場合，通常のフェイスボウであれば高さの違いの分だけ咬合平面や正中が傾いた状態で装着されることになるが，キャリパスでは耳に挿入するイヤーロッドが上下に動かせるようになっているので，それを利用して上下的なズレを補正できる．あらかじめ高さを補正することにより，咬合器にズレがない状態で装着することが可能となる．

外耳道の前後的位置が違う場合

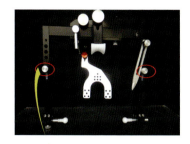

前後的に15mm調整できる

頭頂観からの外耳道の前後的調整

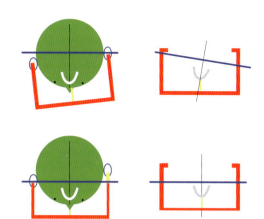

外耳道の前後的位置が違う場合，模型の正中は咬合器の正中に一致しない状態で装着されてしまうが，キャリパスではアームをのばしながら調整をして補正ができるので，模型の正中を咬合器の正中と一致させることが可能となる．

正中から左右外耳道までの距離が違う場合

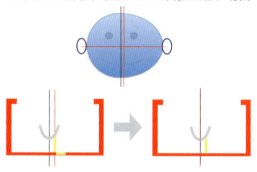

スライドすることでバイトフォークが平行移動し，咬合器の正中に模型の正中を合わせることができる．

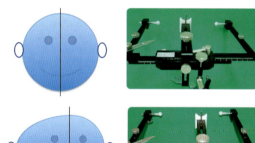

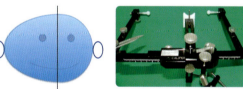

左右外耳道の中心に顔面の正中が位置していない場合は，模型の正中は咬合器の正中と一致しないことになる．キャリパスは正中ガイド（バイトフォーク）がスライドする構造となっているため，正中ガイドおよびノーズサポーターを生体の正中に合わせた状態で記録することで，自動的に咬合器の正中に位置付けられる仕組みになっている．

具体的な手法は，生体に装着した際のイヤーロッドと正中ガイドをマウンティング用のジグと交換し，上下，前後に補正した部分を元に戻した状態で上顎模型を装着するとよい．注意点としては，模型の重みでバイトフォークが動かないようにする必要がある．

3D構造

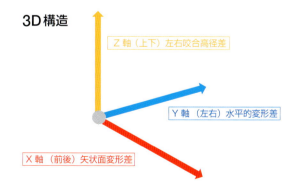

左右外耳道の非対称性は模型が傾く原因となる．キャリパスは三次元的な中顔面のゆがみによる外耳道の非対称性の診断および補正を可能とする．三次元的な補正が終了した後にバイトフォークを固定するが，バイトフォークの固定は1カ所のネジを回すだけですべてのジョイント部が固定されるためきわめて簡単である．

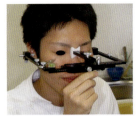
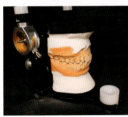
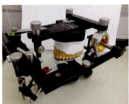
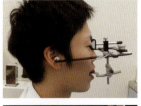
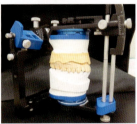
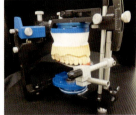

平均値咬合器
AFM咬合器 に装着
半調節性咬合器

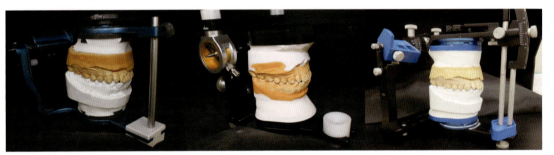

平均値咬合器　　　　　　　　　AFM咬合器　　　　　　　　　半調節性咬合器

平均値咬合器
AFM咬合器 の側方運動時の差異
半調節性咬合器

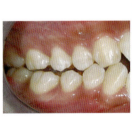
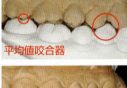
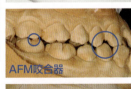
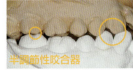
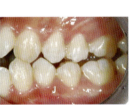
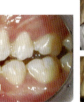
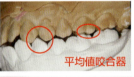
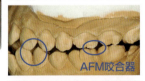
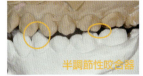

fig. 27　AFM咬合器と他の咬合器の装着時の比較
AFM咬合器は生体外耳道の補正をすることで上顎歯列正中を咬合器の正中に一致させることができるため，生体の動きに近似した状態を再現できる．

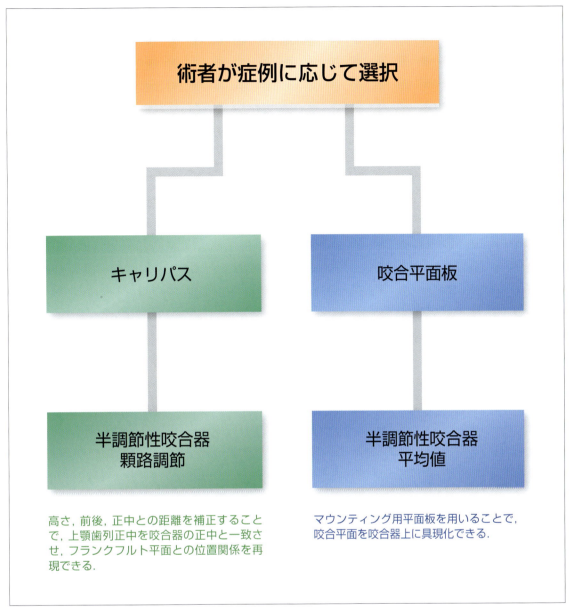

fig. 28　咬合器装着方法の選択
術者が症例に応じてマウント方法を選択する．

> **キャリパスのその他の使用法**

　キャリパスはたとえば，生活習慣のなかでの態癖などによる中顔面のゆがみが出ているような症例に対して態癖指導を行う際，顔面計測の目的で装着し外耳道のズレを数値として記録することで，指導前後における中顔面のゆがみ改善の評価も可能になる．
　また，顔面計測することで，外耳道の高さのズレがあらかじめわかっている状態であれば，生体と調和のとれる理想的な咬合平面はカンペル平面とは必ずしも平行ではなく捻れの関係にあるため，総義歯などを製作していく際に蠟堤を左右どちらの鼻聴道線に合わせるのかなどの治療計画も立てやすくなる．

全顎咬合再構成症例（ツツイ・マスダモデルを模倣した形態と咬頭傾斜角が急な形態の比較実験）①

　患者は28歳，女性．咬頭嵌合位が安定せず接触点が極端に少ない．さらに，￣56に不良修復物が装着されている．その他，側切歯がクロスバイトになっていたり，のちに歯牙移動を必要とし，全顎において咬合の安定が図られるべき症例である．肩こりや頭痛，過度な筋の緊張により寝起き時には口腔周囲筋にかなりの疲労がある．

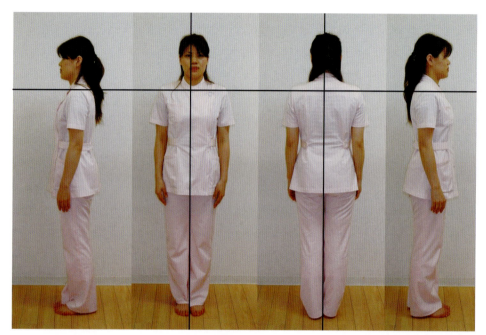

全身写真

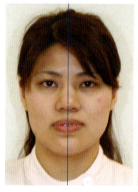

顔貌写真
左側咬筋の肥大
左目の閉眼傾向
左口角上がり
左側鼻唇溝が深い
安静時、上顎前歯切縁がみえる

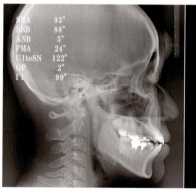

Facial Patternの分類
（リケッツ分析による）

　下顎骨は全身のなかでバランサーの役目をしており，偏位している方向に重心が傾く．そしてその偏位を補正するために首より下で全身のバランスを取ろうとする．
　患者は全身写真において頭位が左側に偏位しているため，下顎位の左側偏位や顎関節への影響を確認していく．本症例では，左側咬筋の肥大，左目の閉眼傾向，左口角が上がり，左側鼻唇溝が深いなど左側に偏位している傾向が顕著に表れている．

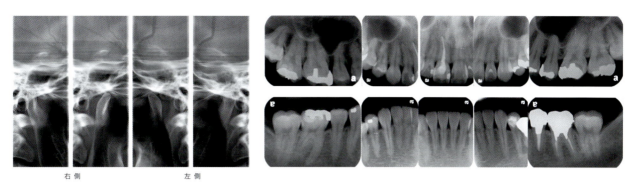

顎関節4分割　　　　　　　　　　　　　　　エックス線写真10枚法

顎関節4分割像とエックス線写真10枚法を観察．左側下顎頭は右側に比べてエロージョンがみられ負荷がかかっていることがわかる．不良補綴物が影響を受けるとすれば歯であろうと判断．特に，左側上下顎臼歯部には歯根膜腔の拡大がみられ，過重な力がかかっていることがわかる．

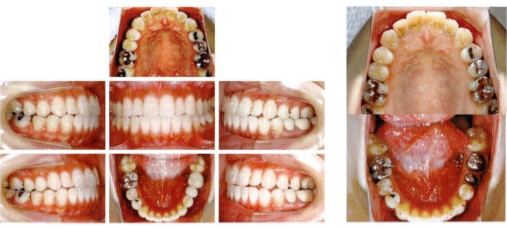

口腔内写真

上顎骨の変形も考えられることから，上下顎正中が一致することが必ずしも適切な下顎位の決定要素にはならないが，一応の目安として下顎正中が左側に偏位している．正面観や咬合面観から左側大臼歯部の歯列上の陥凹や，左側歯列のフラット化がみられる（模型分析に続く）．また，咬合接触が極端に少ない．
安定した適切な下顎位のもと，もっと多くの接触点によって安定した咬合関係を構築しなければならない．のちに歯牙移動を計画している．

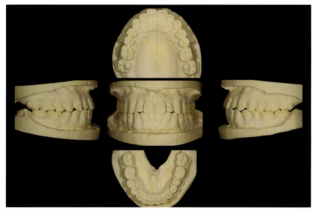

模型分析

左側の歯列がフラットで内側に入っており，睡眠時の態癖などが疑われる．その結果，正中が左側に偏位していると考えられる．また，左側の頬杖によるものと考えられる大臼歯部の狭窄が見られる．歯列が狭窄すると歯が配列されるスペースが減少するために叢生が生じる．左右ともに態癖が読み取れる．
さらに，上顎左右第二大臼歯の舌側咬頭は巨大で，対合歯とのはまり込みが生じ，筋の過緊張からクレンチングを誘発している．態癖と咬合面形態の異常が絡み合った症例といえる．

全顎咬合再構成症例（ツツイ・マスダモデルを模倣した形態と咬頭傾斜角が急な形態の比較実験）②

　咬合面形態の違いによる咀嚼サイクルの変化を調べるために，ツツイ・マスダモデルを模倣した形態と咬頭傾斜角が急な形態を7日間ずつ装着し，ナソヘキサグラフで測定を行った．

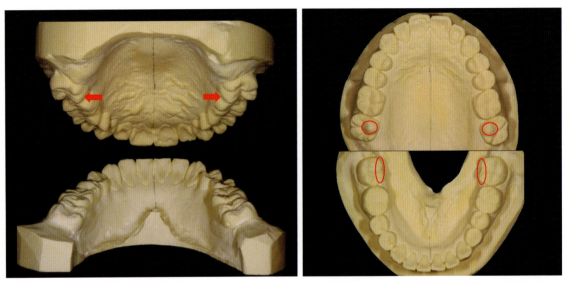

模型では後方からも歯列や咬合面の連続性を確認することができるため，口腔内の診断で困ったときは，一度模型に置き換えるとよい．

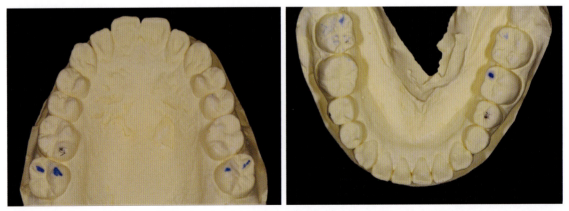

不良修復物を除去し，暫間的に2種類のクラウンを7日間ずつ装着してもらった．クレンチングを誘発するはまり込んでいる箇所を削合するが（リシェイピング），咬合紙でマークされている咬頭嵌合位での接触点は削合しない．

1章 機能を捉える：咀嚼運動から捉えた機能的咬合面形態のつくり方

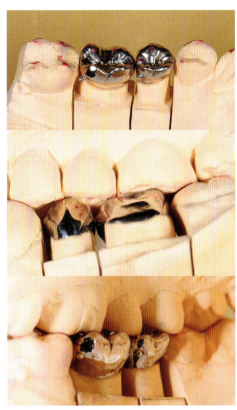 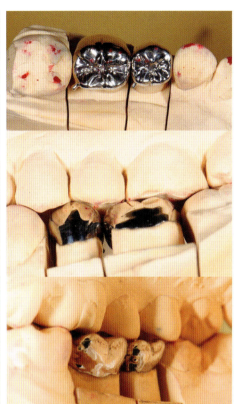

左図はあえて中心窩付近に下顎頬側咬頭を接触させ，下顎舌側咬頭も対合の機能咬頭を覆うような形態を付与し，咀嚼サイクルに干渉を及ぼすようにした（咬頭傾斜角が急な形態）．
右図は機能運動を考慮した咬合面形態を付与した（ツツイ・マスダモデルを模倣した形態）．ただし，まだ干渉が残っている．

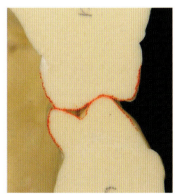 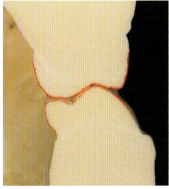 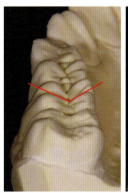 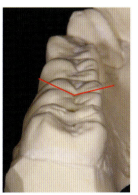

| 咬頭傾斜角が急な形態 | ツツイ・マスダモデルを模倣した形態 | 咬頭傾斜角が急な形態 | ツツイ・マスダモデルを模倣した形態 |

双方の嵌合状態の断面図．接触点を連ねた位置での断面が不可能なため，参考程度にしかならないが，左図は右図と比較して，下顎頬側咬頭が上顎中心窩に向かって鋭利にはまり込んでいるのがわかる．よって，上顎中心溝付近と下顎頬側咬頭との間に空隙がなく，咀嚼効率の低下や自由な咀嚼が阻まれることによる筋の過緊張からクレンチングを誘発することが予想される．また，下顎舌側咬頭が上顎機能咬頭を覆う形態をしていることからも同様のことが起こる．さらにこの部位が非作業側となった場合には，水平成分が強く出るため開口時の早期干渉が危惧され，正常な咀嚼サイクルが営まれない．

全顎咬合再構成症例（ツツイ・マスダモデルを模倣した形態と咬頭傾斜角が急な形態の比較実験）③

左咀嚼

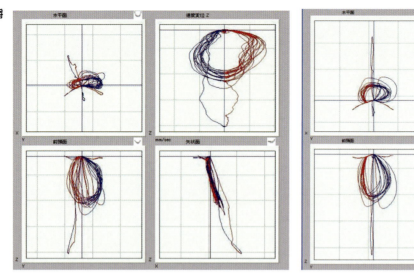

ナソヘキサグラフでの測定（左咀嚼）

咬頭傾斜角が急な形態（左）では，水平面において開閉口時に前方の限界運動を経由しており，後方への干渉が読み取れる．前頭面では開閉口ともバラつきがみられるし，矢状面においてもチューイングの終末位よりも前方で下顎運動をしている．

ツツイ・マスダモデルを模倣した形態（右）では，水平面においてガイドしている歯が少ないこともあり若干開閉口時に限界運動路をたどっているが，干渉が少なくなったことから大きく改善されている．同じく前頭面や矢状面においても改善傾向にあるが，時々サイクルを逸脱する咀嚼が営まれる．

左咀嚼では，試験側（患側）が左側であるため開口時より閉口時に影響を受けやすい．

右咀嚼

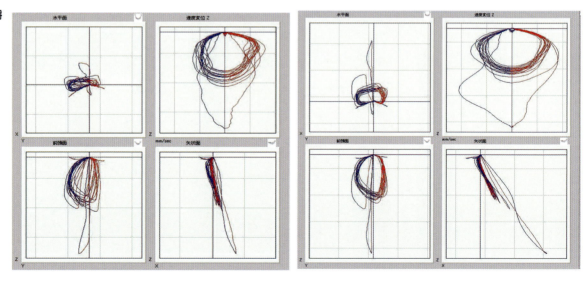

ナソヘキサグラフでの測定（右咀嚼）

咬頭傾斜角が急な形態（左）では，水平面では閉口時に前方の限界運動路をたどっているのがわかる．前頭面では，試験側が左側であることから開口時にその形態の影響を大きく受け，開口時（赤線）のリバースが見受けられる．矢状面も同様である．

ツツイ・マスダモデルを模倣した形態（右）では，それぞれの計測において改善傾向にあるものの，特に水平面，矢状面において前方への移動がみられる．

1章 機能を捉える：咀嚼運動から捉えた機能的咬合面形態のつくり方

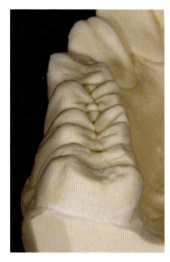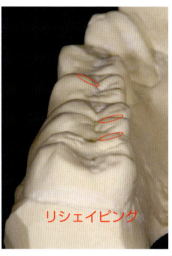

ツツイ・マスダモデルに沿ってリシェイピングを行い，赤丸部の不自然な突起を削合する．このときも咬頭嵌合位での接触点（咬合紙にてマーク）は削合せず，咬頭嵌合位での接触点よりも近心部を削合するように心がける．

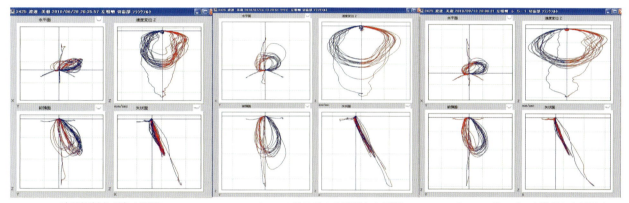

咬頭傾斜角が急な形態　　ツツイ・マスダモデルを模倣した形態　　ツツイ・マスダモデルを模倣した形態をさらにリシェイピングした形態

リシェイピング前と比較すると，咀嚼時の前方移動やサイクルという点でさらに改善した．

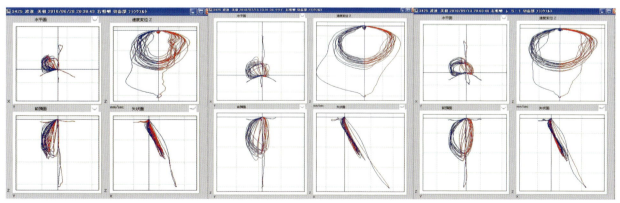

咬頭傾斜角が急な形態　　ツツイ・マスダモデルを模倣した形態　　ツツイ・マスダモデルを模倣した形態をさらにリシェイピングした形態

同じく右咀嚼時にも改善されているが，開口時の左側への運動はぎこちなさを残したままである．

59

全顎咬合再構成症例（ツツイ・マスダモデルを模倣した形態と咬頭傾斜角が急な形態の比較実験）④

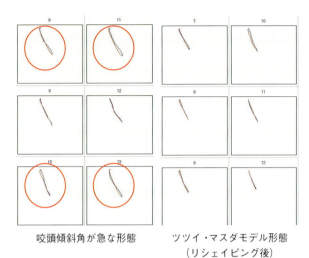

咬頭傾斜角が急な形態　　ツツイ・マスダモデル形態　　咬頭傾斜角が急な形態　　ツツイ・マスダモデル形態
　　　　　　　　　　　　（リシェイピング後）　　　　　　　　　　　　　　　　（リシェイピング後）

左咀嚼・切歯部・矢状面　　　　　　　　　　　左咀嚼・下顎左側第一大臼歯・矢状面

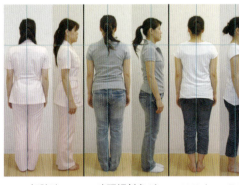 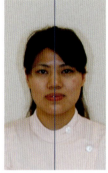 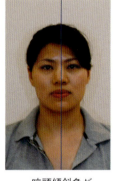 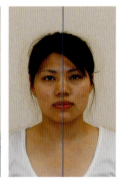

初診時　　　咬頭傾斜角が　　ツツイ・マスダ　　　初診時　　　咬頭傾斜角が　　ツツイ・マスダ
　　　　　　急な形態　　　　モデル形態　　　　　　　　　　　急な形態　　　　モデル形態
　　　　　　　　　　　　　（リシェイピング後）　　　　　　　　　　　　　　　　（リシェイピング後）

　今回の実験において，部位的にも中間歯2歯に限局され期間的にもわずかな装着時間であったにもかかわらず，大変興味深い結果が得られた．臨床では日常的に行われている補綴治療であるが，個体にそぐわない咬合面形態を付与した場合，医原性疾患を招く恐れがあることを念頭において，歯科医師と歯科技工士が連携を図り，レベルアップを心がける必要がある．

（任歯科クリニック・任　順興氏のご厚意による）

1章 機能を捉える：咀嚼運動から捉えた機能的咬合面形態のつくり方

7. AFM咬合器を使用した機能的咬合面形態の構築

① 患者は65歳，女性．動揺歯があり，咬合と審美の改善を主訴に来院．プロビジョナル製作時にキャリパスを使用して顎骨の歪みを補正したため，より正確な補綴装置を製作するためにマウンティング用平面板を用いて咬合平面を模索した．上下顎模型をクロスマウントしてある．

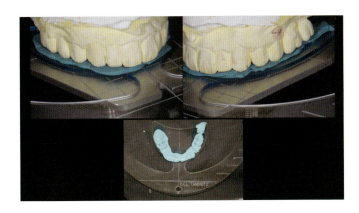

② 機能的咬合面形態を付与するステップとして，まずプロビジョナルレストレーションにて表現しておいた咬頭嵌合位や切縁の位置・長さ，咬合高径などを平面板に記録して再現する．

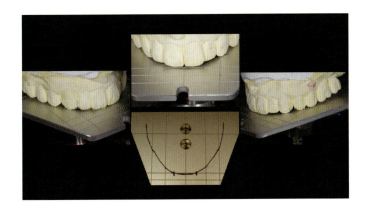

③ フランクフルト平面に対して平均的なカンペル平面の差異である12°にマウンティング用平面板を傾けて装着．

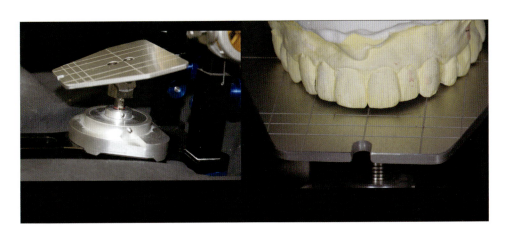

④ 大まかな形態修正を行う．中心溝を基準とした左右対称で広めのU字型歯列と，均一的で連続性のある前後的・側方的彎曲を表現することに留意する．すでに上顎において基準咬合平面を設定しているので，基本的には下顎の調整を行い，上顎は細かな調整に留めながら咬頭嵌合位の調整を行う．

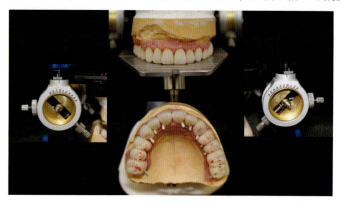

⑤ 大まかな調整済みの上顎咬合面に対して下顎を調整していく．できるだけカスプとフォッサ（リッジ）の関係を維持したい．特にインプラント部においてはその上部構造の幅径などを考慮して，場合によっては下顎大臼歯が4咬頭になる場合もある．咬頭の数よりも上下隆線の斜面どうしが接触することを心がける．

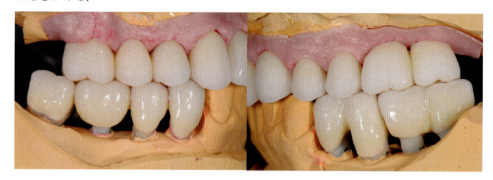

⑥ 少しずつ咬合高径を減少させるように咬合調整していく．すでに前後的・側方的彎曲を表現しているので上下顎の機能咬頭をあまり削合しないように留意する．また，機能咬頭を削合する場合は対合歯の斜面を意識して，バーを咬合平面に対し25°程度寝かせた状態で使用する．

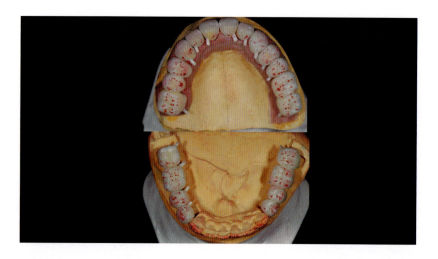

⑦ 少しずつ慎重に繰り返していく．

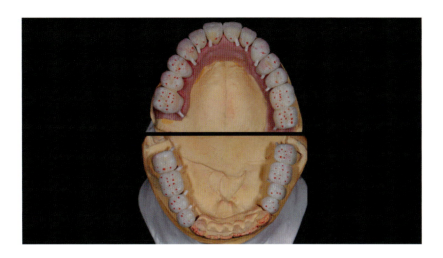

⑧ 咬合高径の高さが適正になった時点で接触点を絞り込んでいく．点の大きさは約0.5㎜程度とする．

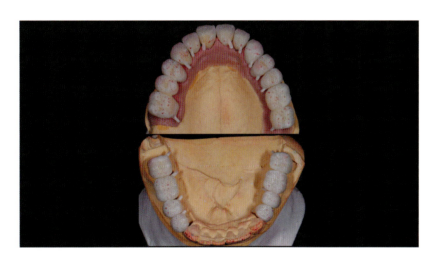

⑨ 前方調節ネジを最大に開放し，犬歯ガイドやアンテリアガイダンスの調整を行う．

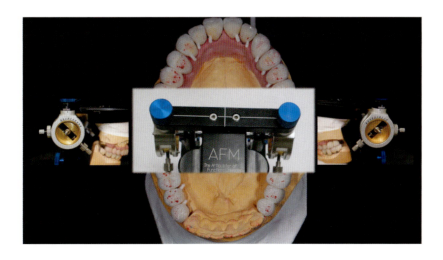

⑩ 限界運動の調節とセントリックの調節が終了したら，機能運動の調節のための準備を行う．セッティングはそのままで，ベネット角（ここでは10°）のみを外側に変更する．

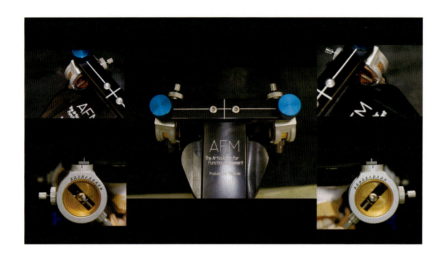

⑪ 赤く咬合紙がマークされているところは決して削合しない．上顎では咬頭嵌合位より遠心，下顎では咬頭嵌合位より近心の青マークが印記されている箇所のみを削合していく．切歯指導ピンは25°を使用．赤と青が重なり合っている部分のみが残るまで調整を繰り返していく．

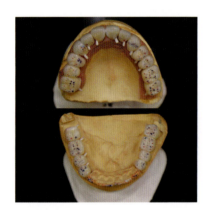 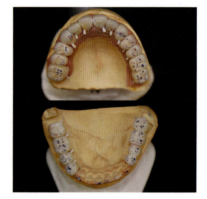

⑫ 調整した箇所．

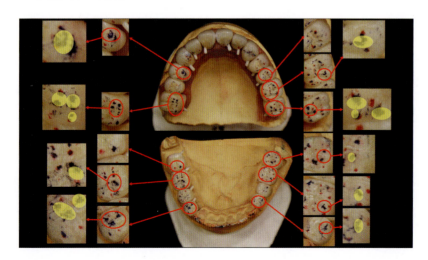

⑬ 青色のみがマークされている箇所は消えた．

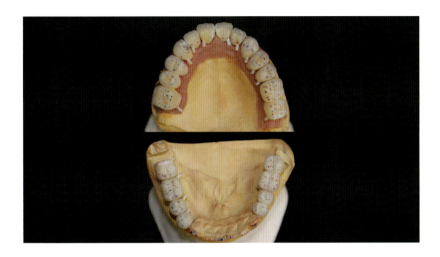

⑭ さらに広くなっている接触点をマイクロスコープ下で絞っていく．

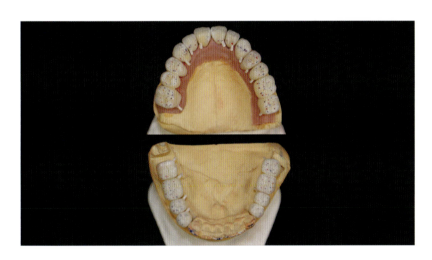

⑮ 赤色が限界運動，青色が機能運動．

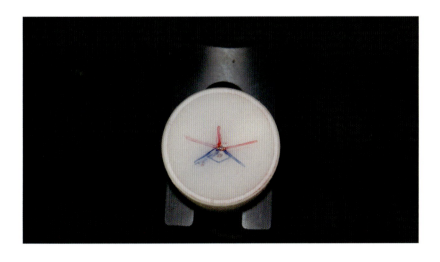

⑯ 完成. 下顎位の若干のズレなどを口腔内で調整. 咬合器上で表現したものとほとんど変わりはないが, 日々変化していく口腔内の状態に合わせて慎重に調整する.

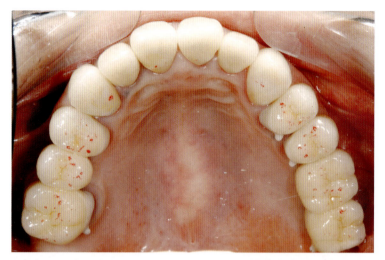

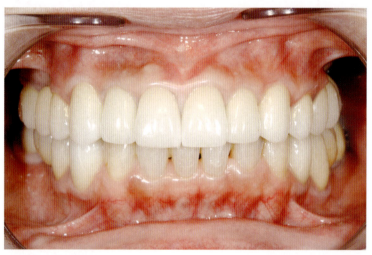

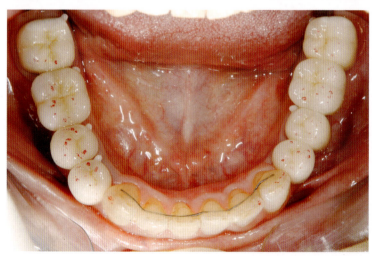

（ふじわら歯科クリニック・藤原康則氏のご厚意による）

2章
Chapter 2

色調を捉える：色調の捉え方と表現法

1. オールセラミック修復の特徴と注意点

　金属に陶材を焼き付ける手法（PFM：Porcelain Fused Metal, 陶材焼付け金属）は数十年も前から存在している．ロストワックス法を用いるため設計の自由度が上がるうえ，個々のスキルの違いはあっても適合精度をかなり追求できる．ただし，完全に透光性を遮断するため，煩雑な陶材の築盛技術を要するという点では絶対的な不利益が生じる．

　一方で，オールセラミックスでは透光性の強弱や強度の差があるとはいえ，透光性を有するという点でPFMよりもはるかに優位といえる．それでも，陶材の築盛やステインテクニックなどの手法が大事なのはいうまでもない．

　歯科臨床の場にデジタルが応用されて久しくなる．CAD/CAMにおけるスキャナーや加工機は大きく進歩しているし，材料もジルコニア，チタン，コバルトクロム，レジン，ワックスなど多種多用に及んでいる．現在，オールセラミック修復で広く使用されているジルコニア（酸化ジルコニウム）はその大半がY-TZP（Yttria-stabilized tetragonal zirconia polycrystal，イットリア安定化正方晶ジルコニア多結晶体）で，強度が高い，貴金属よりも比重が低い，金属イオンの流出がない，価格が安定しているなど大きなメリットがある．ジルコニアフレーム自体の破折は，不純物を可及的に取り除いた素材を使用し適切な加工がなされたディスクを使用することや，連結強度（面積）の順守などデザインに配慮すれば，ほとんど問題視されることはなく，チッピングや破折やクラックの発生は表層の焼付け陶材の問題と考えるべきであろう．実際，PFZ（Porcelain fused to Zirconia，ジルコニアフレーム上に陶材を焼き付けたもの）は，使用する陶材によって破折率が大きく左右されるというレポートが2008年に発表されている．

　ジルコニアを用いた歯冠修復法には，PFZ，プレスオンジルコニア（ジルコニアフレームにインゴット状の専用陶材をプレスしたもの），そして，昨今ではジルコニアの表層に陶材を焼き付けないフルジルコニアクラウンが登場し，症例を見極めながら使い分ける必要がある．

table 1　セラミック修復の種類

1) PFM

利点
- 長年の歴史・研究に基づいて技術が安定している．
- 適応範囲が広い．
- 金属により強度が安定する．
- 支台歯色調の影響を受けない．
- 適合がよい．

欠点
- 金属アレルギーの問題が生じる．
- 製作作業が煩雑となる（時間経費）．
- オペークの使用が必要となる．
- 金相場が不安定である．

2) オールセラミックス

利点
- 製作作業が単純である（時間経費の削減）．
- 発色が簡単である（透過光，反射光）．
- ランニングコストが安い．
- 金属アレルギーの問題が生じない．
- 生体親和性（自浄作用）が高い．
- 支台の色調を反映できる．

欠点
- 臨床的な歴史が浅い．
- 強度が不安定である．
- 適応範囲が狭い．
- 支台歯（形成，色調）の影響を受ける．
- 十分なクリアランスが必要となる．

table 2　PFMとカタナジルコニアの作業時間の比較

作業項目	PFM	カタナジルコニア
・模型作製	60	60
・トリミング	10	10
・ガム模型	10	10
・WAX-UP, 埋没	80	0
・メタル調整（マージン調整）	40	20
・オペーク	20	0
・築盛	60	60
・形態修正, グレース	60	60
合計時間	340	220

カタナジルコニアでは, 3本ブリッジで約120分の削減につながる.

オールセラミック修復における注意点として, チェアサイドで使用される印象材料にも気を配る必要がある.

シリコーンゴム印象材（超硬質石膏使用時）では模型作製が複数回行えるという利点があり（最終確認は1回目の模型を使用）, 寒天アルジネート連合印象（硬質石膏使用時）の場合はシリコーンゴム印象材よりも若干支台歯模型が大きくなるので, その点をある程度考慮してタイト気味に適合させておく必要がある.

また, 支台歯の形態は適合精度や色調に影響するのでシャンファーとなっているか確認する. 角のない形成面, 特にジャンピングマージンやラフマージン, ナイフエッジは適合精度が悪くなる(**fig.1, 2**).

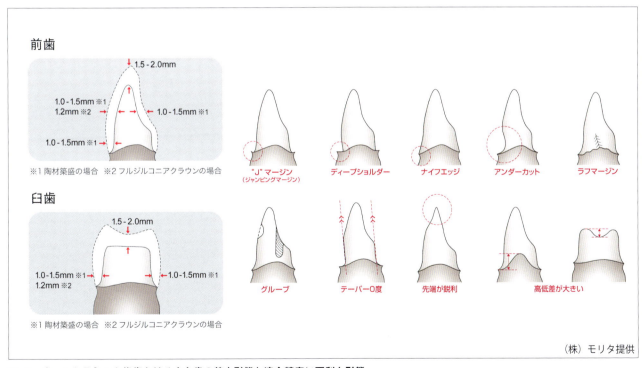

（株）モリタ提供

fig. 1　オールセラミック修復おける支台歯の基本形態と適合精度に不利な形態

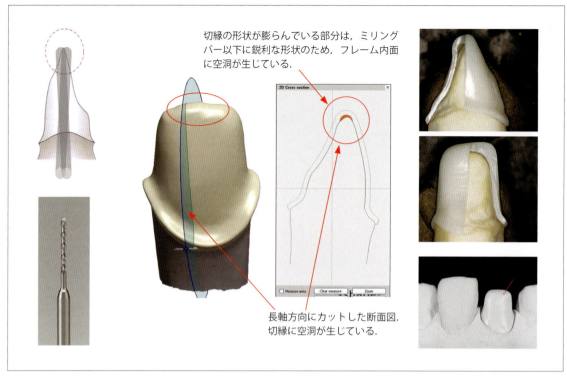

fig.2　CAD/CAM使用時の支台歯形態の注意点
切縁部が，ジルコニア加工時に使用する直径0.8mmのバーよりも鋭利だと，その部分の形態を再現できずにフレーム内面に空洞が生じてしまう．前歯の切縁はクリアランスを確保しようと削り込むことが多いが，フレーム内面に空洞があると穴が開いてしまう．

2. オールセラミック修復における色調再現のためのポイント

1）支台歯の材質と色調

　オールセラミック修復では，材質によって支台歯の色調を反映する（**fig.3〜6**）．したがって，強度の変色歯や金属を使用した支台歯の場合はシェードベースを用いて処理するか，最適なマテリアルを提案しなければならない．

　① 健全歯 or 失活歯（変色歯）
　② 金属コア（銀色，金色）
　③ ファイバーコア

　シェードテイキングを行うときには，一緒に支台歯のみの写真も添えておくとわかりやすい．

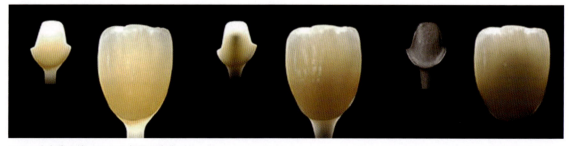

fig.3　支台歯の違いによる色調の変化
左からファイバーポスト＋レジンコア，金属ポスト＋レジンコア，金属コアに同一のジルコニアクラウンを被せた透過像．金属を使用すると，光の透過が部分的にではあるが遮断される．

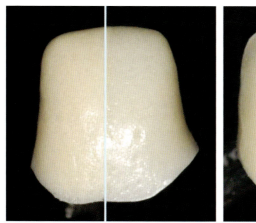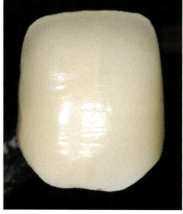

fig.4 シェードベースの使用による色調の変化
PFMにおけるオペークの役目を果たすシェードベース（SB）を使用すると，わずかな光の透過は認められるものの，内部の色調はある程度抑えられる．よって，強度の変色歯や金属コア（ポスト）を使用したような場合はSBを使用するとよい．写真の左半分はSBとOB（オペーシャスボディ）を半分ずつ混ぜたものを，右半分はOBのみを，それぞれ約0.3mmの厚みで焼き付け，その上にボディとエナメルを均等に焼き付けた．透光性は若干抑制されるものの，左半分は希望する色調に近づいた．

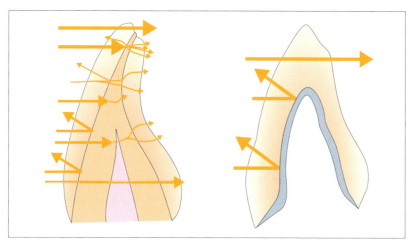

fig.5 光の透過・反射による色調の違い
天然歯は，歯髄や象牙質などに光が到達した場合に透過と反射が起こり，それらが拡散することによって明るさを表現している．PFMが暗く感じるのは金属やオペーク層に光が到達したときに透過することなくすべてが反射するためである．したがって，金属，オペーク層を除く陶材の厚みの中で光の拡散を表現しなければならない．ジルコニアの透光率は約30％であり（厚みが0.6mmの場合），ほどよい透光性といえる．

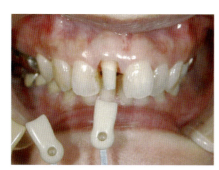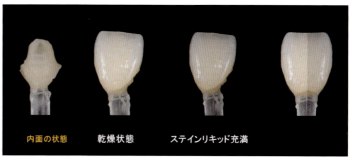

fig.6 色調の確認，調整
支台歯のシェードを取っておき，疑似支台歯を製作して色調の最終確認，微調整を行う．疑似支台歯の上にクラウンを被せる際は，内面にステインリキッドなどの透明な液体を充満させておく．実際の口腔内では比較的透過性のあるレジン系のセメントで接着するためである．支台歯との空隙が乾燥状態だと白っぽく見えてしまう．

2) シェードテイキングのポイント

　シェードテイキングを行う場合は，基本的にデジタル情報を撮影する．そして，チェアサイドとラボサイドの光の環境を補正（統一）するために，画面上で環境を整える必要がある．

　撮影時のポイントは下記のとおりである．

① 色調を再現したい歯とシェードガイド2～3本の切縁どうしを，重ならないように合わせる（**fig.7**）．歯とシェードガイドはカメラに対して垂直になるようにする．

② 色調を再現したい歯とシェードガイドは同じ深度（前後関係）にする（**fig.7**）．対象物との深度が違うと明度・彩度を正確に表現できない．

③ 色調を再現したい歯やシェードガイドと一緒にキャスマッチを取り込むと再現精度がさらに向上する（**fig.7, 8**）．

④ 天然歯の場合，歯はすぐに乾燥，白色化する．開口後，支台歯形成前に可及的速やかな撮影を心がける．厳密には約1分以内とされているが，天然歯が白色化し時間が経過したと思ったら水などで湿らせる．

⑤ 被写体のハレーションに注意する．サイド（ツイン）フラッシュのカメラなら問題ないが，リングフラッシュの場合は，角度を変えて（切縁側寄り，根尖側寄り，近縁心寄り）撮影するとある程度ハレーションしても部分的に大きな参考になる．

⑥ 被写体の背景を黒色にし，できるだけ大きく撮影する．

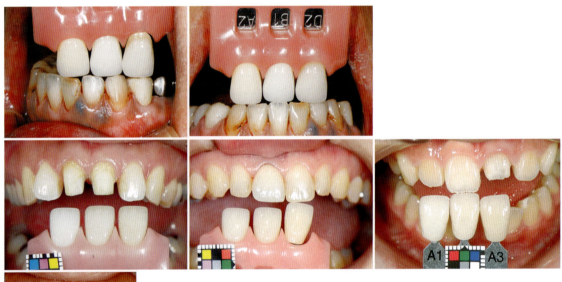
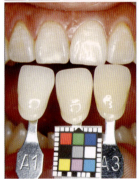

fig.7　よい撮影例

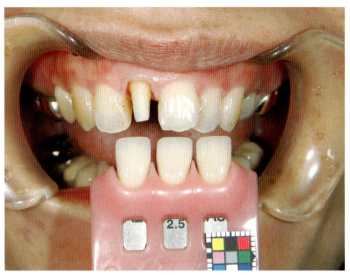
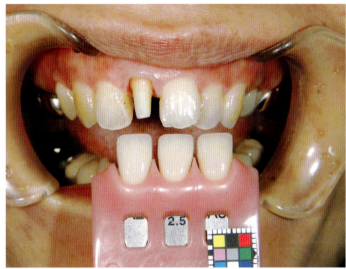
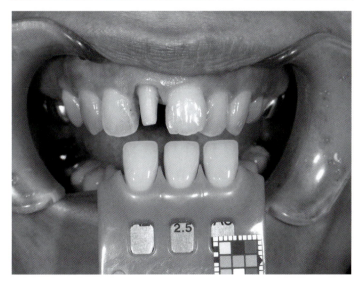

fig.8 キャスマッチによる画像の変換
キャスマッチで環境を整えた後(上:変換前,中:変換後),グレースケールに変換して明度のチェックを行う.白いほど明度が高く,黒いほど明度が低い(透明).キャスマッチは画像のどこかに映り込まれていればよい.

3. PFZのレイヤリング法

　ジルコニアフレーム上に陶材を築盛する方法は随分以前から紹介されている．当初は適合精度の甘さを指摘されるなど問題点や未知な部分があったが，最近では多くが解明され臨床に広く用いられるようになっている．貴金属の代替としてのジルコニアは基本的にPFMと同じ手法を用いるため違和感なく取り入れられたこともあるだろう．

　ジルコニアは適度な透光性を有しているためPFMと比較して高明度な仕上がりが期待できる．ただ，十分な厚みが確保できない場合や形成深度が浅い場合は注意が必要である．

1）レイヤリング前の確認と準備

　① ジルコニアフレームの適合の確認をする．できるだけ軟らかく支台歯を傷つけない鉛筆（写真はB5）でフィニッシュライン部を塗り，ミリング，焼成後のジルコニアフレームを過度に押し込まないように置いていく．

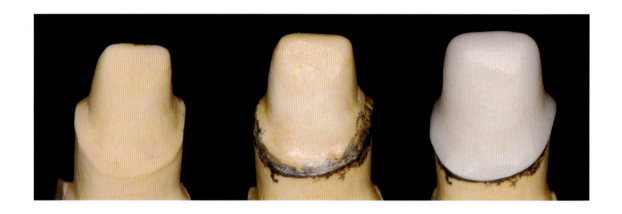

　② 鉛筆がマークされている箇所を，ダイヤモンドバー先端の角を使って少しずつ削っていく．この際，支台歯やマージンの形状や過剰に当たっている角度等を考慮する．

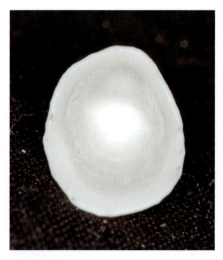 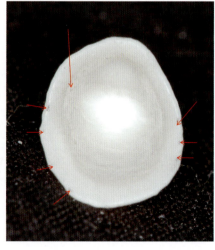 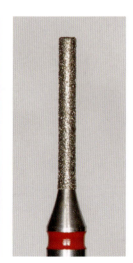

③ 大きく削合する部分はダイヤモンド入りのカーボランダムポイントを使用する．マージン部のチッピングを防ぐために切縁方向に回転させる．

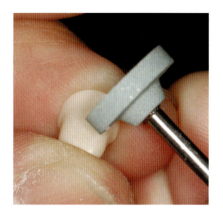

④ マージン部の仕上げはダイヤモンド入りのシリコーンポイントを切縁方向に回転させて使用する．最終仕上げでは回転数とトルクを落とし慎重に調整していく．加熱しすぎないように注意する．

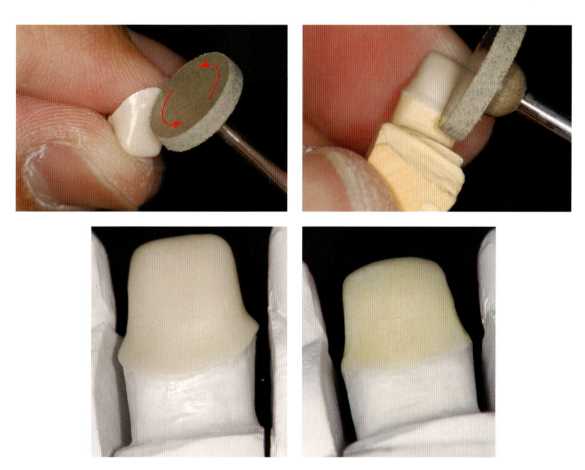

築盛前の準備

・サンドブラスト処理（50μmのアルミナ，1.5～2気圧）
・洗浄（アルコール，スチーマーなど）→水を塗布してもはじかないことを確認
・ウォッシュベイク→約1,000℃（ヒートトリートメントも同時に行う）

2）レイヤリングの方法（基本築盛）

① サンドブラスト処理，洗浄，ウォッシュベイク終了後，オペーシャスボディ（OBA$_2$）にて明度をコントロールしながら骨格を築盛する．このとき，あとでボディ陶材を築盛する際にボディ陶材の厚みが均一になるように意識する必要がある．基本シェードといえるボディ陶材は概ね1mmの厚さで彩度が決定され，厚いと彩度は上がるし，薄いと十分な彩度が得られない．もし，十分な厚みが確保できない場合はインターナルステインで彩度を補う必要がある．

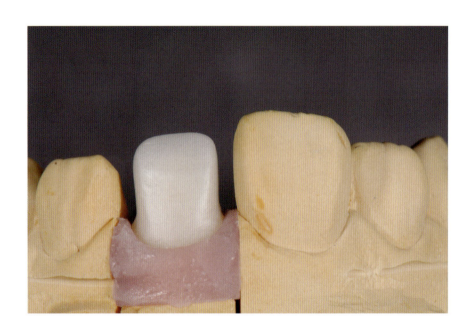

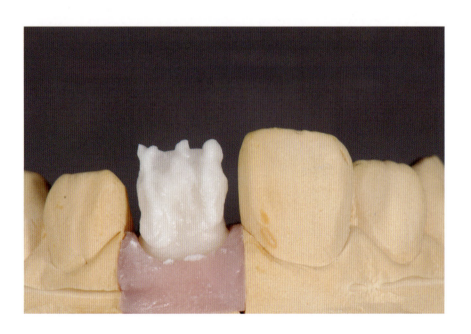

※築盛する陶材はセラビアンZR（クラレノリタケデンタル）を使用．

② 焼成後，マージン付近には基調色のインターナルステインを塗布し，切縁の指状構造どうしの間にはブルー系のステインを塗布して淡く疑似透明色を表現する．

ここでは，マージン付近にA⁺，指状構造部にIncisal Blue 2 と Bright（希釈）を1：1で混ぜたものを築盛．

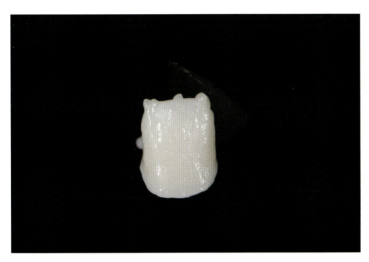

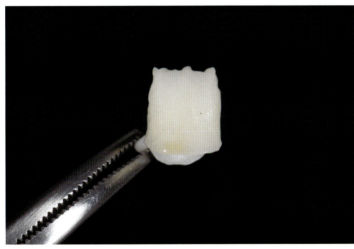

左半分のみにステイン（A⁺）を塗布したところ

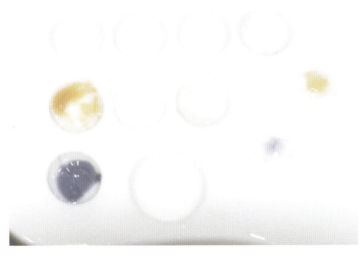

③ ボディ陶材（A_2B）を築盛し，反対側同名歯と同形態とする．全く同形態に築盛する必要はないが，出具合や長さはだいたいそろえておく必要がある．

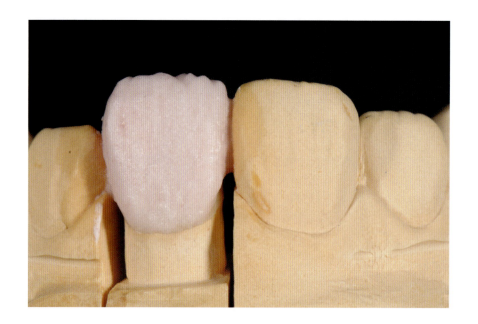

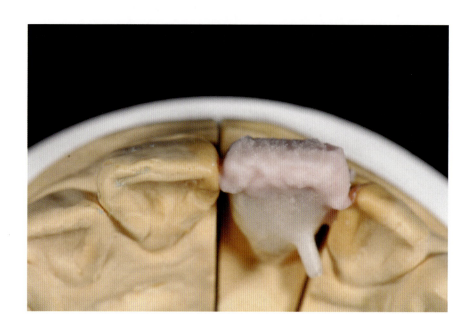

④ 唇側切縁部1/3を移行的に0.5mm程度カットバックする.

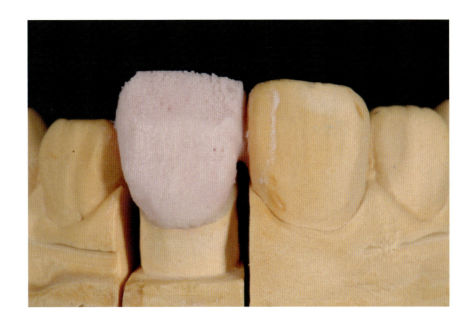

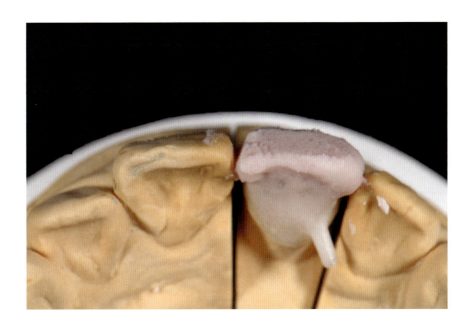

⑤ 隣接部を0.5mmカットバックした後，筆を鋭利にして指状構造を形成していく．この後，ボディ陶材よりも明度の低いエナメル陶材を築盛すると，深くカットバックしたところは必然的に透明感が増す．そのサジ加減は経験や感覚が必要になってくるかも知れない．

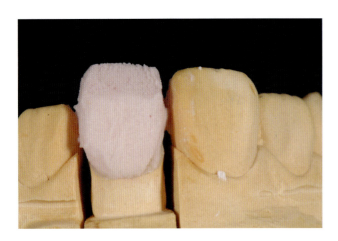
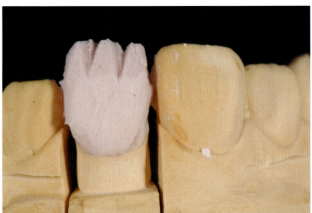
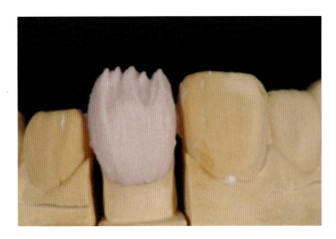
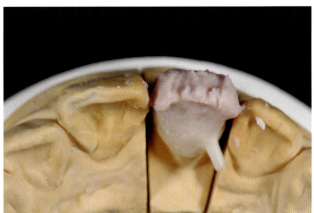

⑥ カットバックした量のエナメル陶材を築盛する．だいたい10〜20％程度の焼成収縮を見込んで大きめに築盛する．基本築盛の場合，ボディ陶材とエナメル陶材で全外形を整え，この段階で天然歯でいう象牙質の構造ができあがると捉えてよい．収縮した分が天然歯でいうエナメル質の部分になる．

ここでは，E_2 とブルー系のラスター（T Blue）を築盛．

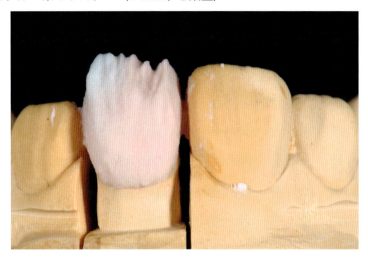

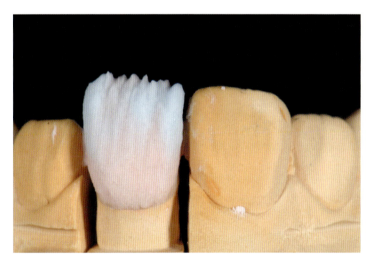

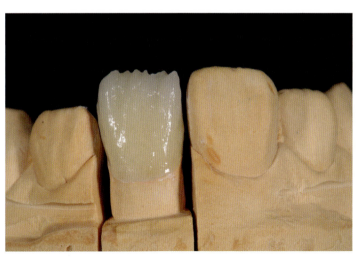

⑦ 焼成後，表面を一層馴らす．インターナルステインの表層に陶材が存在することに配慮しながら，最終外形よりも一層小さめに形態を整えておく．この段階で基本シェードは決定されるべきで，最終ステインはわずかに足りない色を補う程度にする．

インターナルステインでは，歯に発生している白帯やクラックラインや部分的な個性表現を行う．低温（890℃）で定着焼成するため簡単に何回でも行うことができる．焼成後にさらに一層陶材を築盛して内部にステインが残ることから，この段階では淡目の表現に留めておくのがポイントである．

ここでは，Mamelon Orange 2 と Incisal Blue 2 ＋ Bright を築盛．焼成後にインターナルステインリキッドを軽く塗布して色調を確認している．

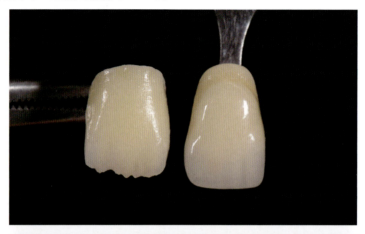

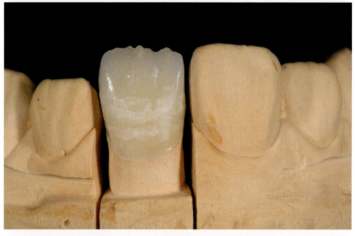

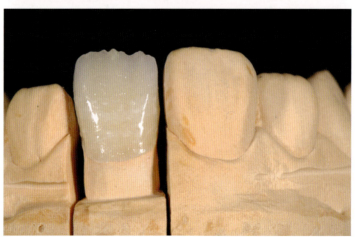

⑧ 切縁部や歯頸部付近にラスターやクリアサービカルを築盛後，全体に一層だけノーマルなラスターを築盛しておく．ここまでを天然歯の象牙質として捉える．厚めに築盛すると明度の低下につながるので，厚みのコントロールが必要である．

ここでは，LT Natural＋T Blue, Sun Bright, E_2, CCV-2 を築盛した後，LT_1 を築盛．

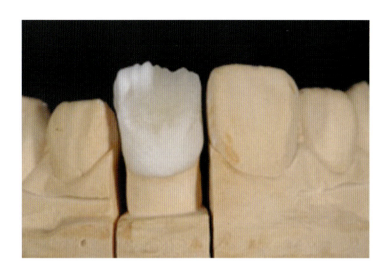

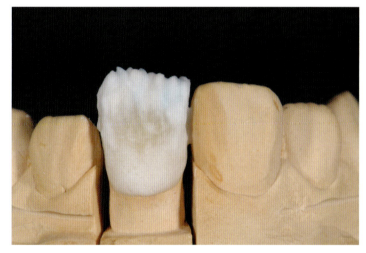

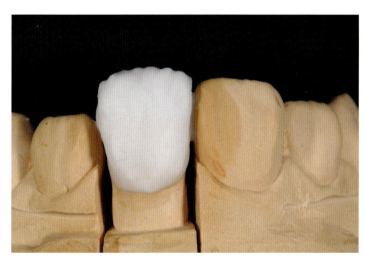

⑨ 口蓋側は，辺縁隆線部は白めのエナメル陶材，切縁部は唇側と同じ構造の陶材を築盛し，隣接部は過剰な光の拡散を防止する目的でエナメル陶材等の若干明度の高い陶材を築盛する．

写真では，辺縁隆線部は E_2 + Silky E_2，隣接部には E_2 を築盛．

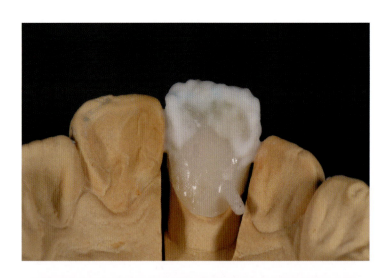

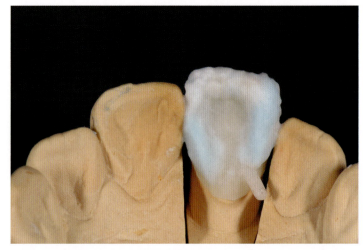

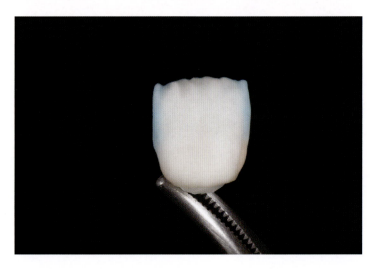

⑩ 反対側唇側隆線の稜線を印記すると,唇側(サブジンジバルを含む)のピークがわかってくる.それを補綴部に反映させて支台歯のピークと大差ないことを確認する.このポイントがコンベックスゾーンとストレートゾーンの境目になる.

ガム模型にも稜線のピークをマークする.

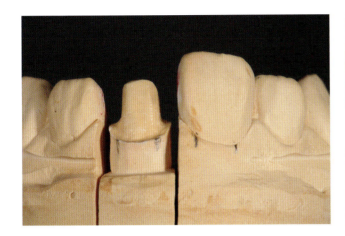
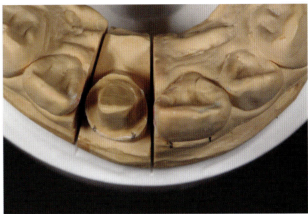
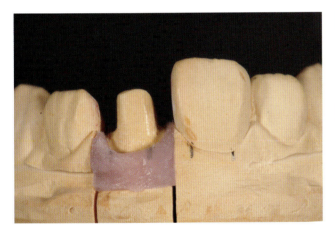
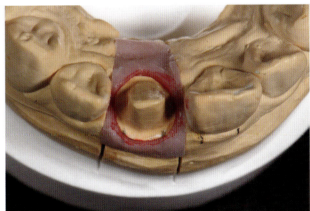

⑪ ガム模型の移行ポイントを意識しながら，過不足のない圧力が加わるようにサブジンジバルカントゥアを調整する．ガム模型に赤色の水性マジックを塗布し，クラウンに印記された部分を削合していく．

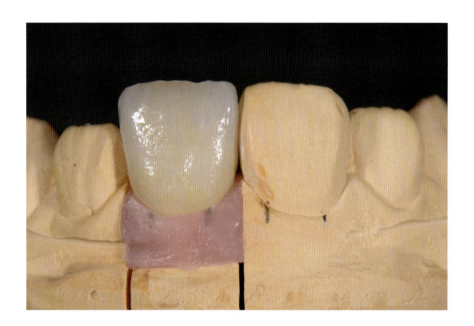

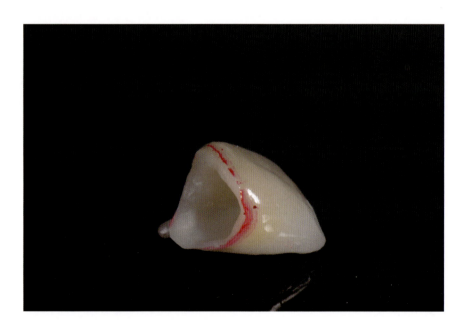

⑫ 反対側の稜線を印記して反映させ，反対側の形態を意識しながらストレートゾーンを形成する．次に稜線の切縁部を形態修正していく．唇側面の外形を決定しているのは唇側稜線ではなく口蓋側稜線であることがわかる．よって口蓋側切縁の形態修正には唇側の形態修正以上に注意が必要である．

　ここまで終了したら，鉛筆でマークした稜線部を洗浄する．隆線には比較的鋭利な部分もあればなだらかな部分もあって画一的ではないため，稜線ばかりに気を取られるのを避けるためである．稜線は隆線の一部であるピークに過ぎない．

　形態修正にあたっては，できるだけ多くの角度から観察し，模型を回転させながら360°に近い観察を心がける．

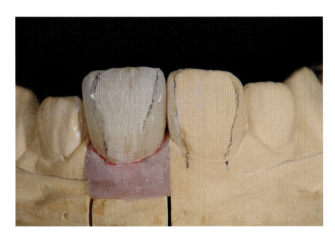
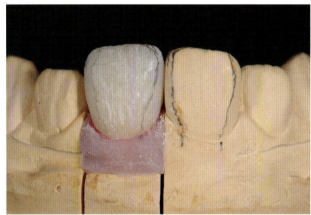
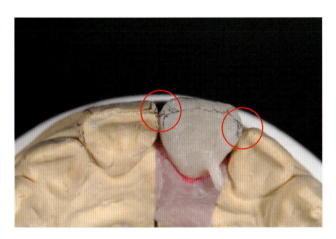
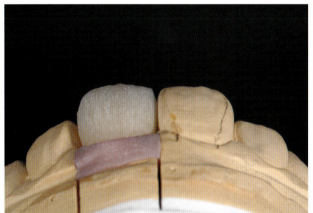

⑬ 形態修正完成

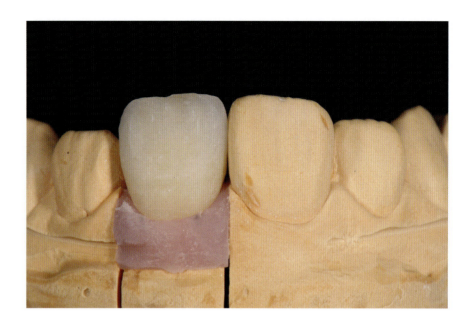

⑭ シリコーンポイントやペーパーコーンで表面性状を整え，粗研磨を行う（ペーストは，パールサーフェスを使用）．

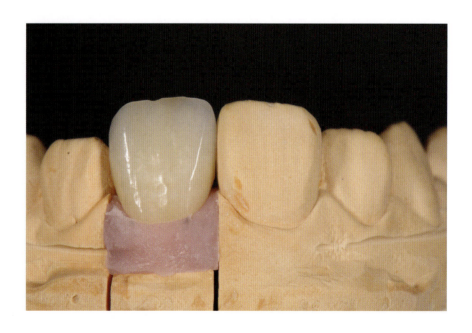

⑮ ボディ陶材の焼成温度より30℃程度低めの温度でグレージングを行い，エクスターナルステインを塗布する．もしくは通常のグレージング温度で焼成後に表面の艶を落とすこともある．
　ここでは，エクスターナルステインのA$^+$を使用．

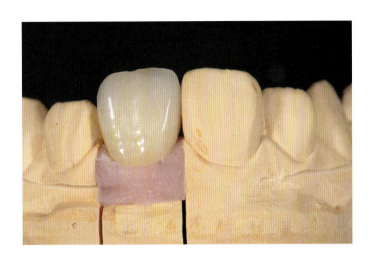

⑯ 細かなペーストで再度研磨し，完成．

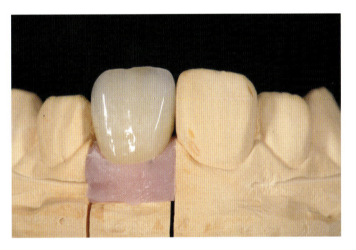

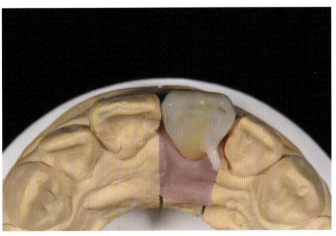

Chapter 2

症例 1

（症例提供：浦川歯科医院・浦川博司氏）

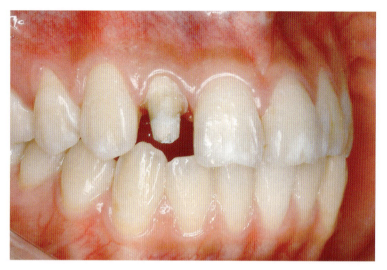

支台歯形成．形成深度がかなり浅い．

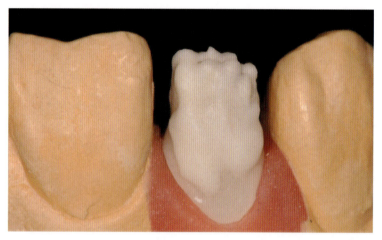

ジルコニアフレームにオペーシャスボディ（OBA_3）を築盛し，象牙質深部に相当する骨格を形成する．

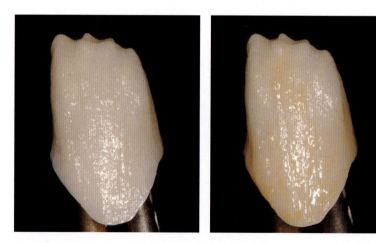

マージン付近の反射を抑える効果を狙って，インターナルステインを施す（A^+：Cervical 1 ＝ 1：1）．
指状構造の間にもブルー・グレー系を築盛し，擬似透明色を表現する．

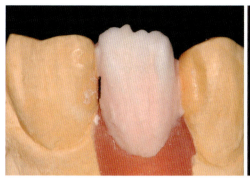
ボディ陶材（A₃B）の築盛，焼成

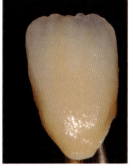

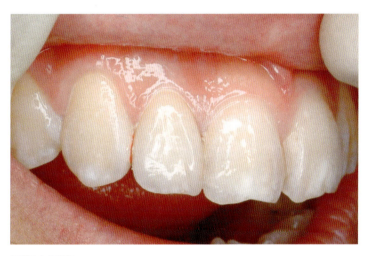
エクスターナルステインの塗布（Pure White, Cervical 2+A⁺）

口腔内試適

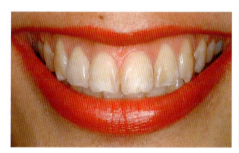
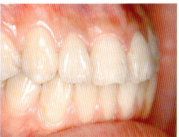
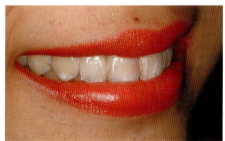

装着1週間後

症例1のポイント

　形成深度が浅く，ほぼ歯肉同縁もしくは縁上で，金属ポストの撤去が不可能なケースである．ジルコニア特有の高明度による色調の浮き上がりを防ぐため，オペーシャスボディで骨格を形成し，インターナルステインで彩度を合わせつつ，特にマージン付近の彩度不足を補った．マージン付近の透光性はまだ不十分で，本来ならばさらに透光性が期待できるポーセレンマージンを使用したいところであるが，せっかく高硬度の材質を使用している以上，ジルコニアで裏装したいと考えた．

　本症例は金属ポストが存在するため，厳密的には透光性や明度を完全に克服しているとは言えないが，結果には患者ともども満足している．

症例 2

（症例提供：ふじわら歯科クリニック・藤原康則氏）

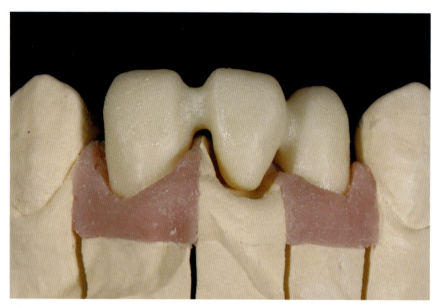

ジルコニアフレーム

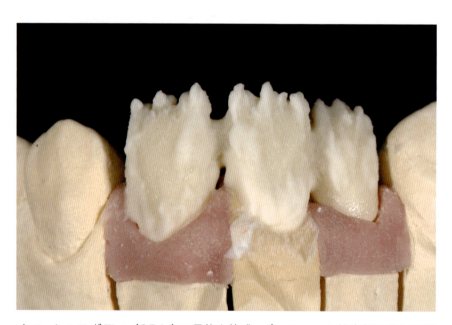

オペーシャスボディ（OBA_2）で骨格を築盛．ポンティック基底部は光が反射するようにオペーシャスボディを築盛するが，最近ではジルコニアフレームで基底部を満たす方法をよく用いる．ジルコニアのほうがプラークに対する抵抗性も期待できる．

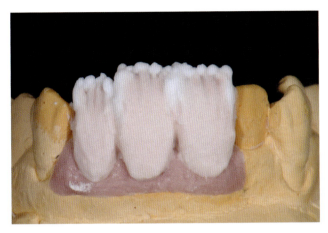

ボディ陶材（A_2B），エナメル陶材（E_2），ラスター（T Blue）の築盛

一次焼成．さらに表層にラスター（LT_1）を築盛．

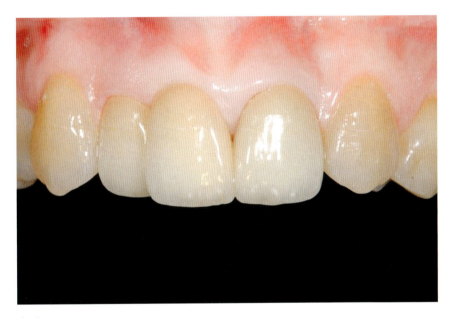

完成

症例2のポイント

　特にポンティック基底部においては，ボディ陶材だけでは光が抜けてしまい暗く感じるため，明度を上げるためにオペーシャスボディを築盛した．また，オベイドポンティック基底部のピークを若干口蓋側に設置することで，唇側の歯肉容積を増やしている．

　本症例では，最も簡単に審美的な修復を行うためにはインプラントの使用が適切かもしれない．しかし唇側および隣接部の骨量が不足していたことや，インプラントによる外科的侵襲を考慮し，天然歯を利用したブリッジを選択した．MTM（牽引）や歯牙移植などの術式を用いることで，比較的十分な角化歯肉量が確保されている．

Chapter 2

症例 3

（症例提供：筒井歯科医院・筒井祐介氏）

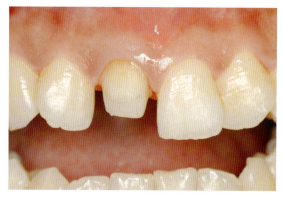
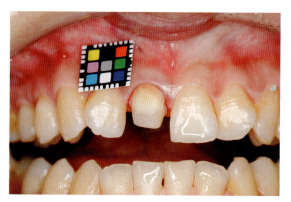
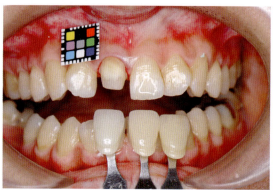
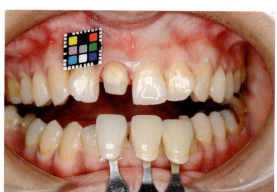

支台歯の状態．キャスマッチの使用により色調調整を行っている．

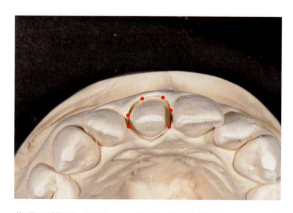
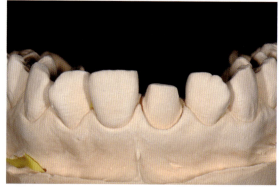

作業用模型．圧排コード（2本）を使用しているため実際の歯肉より退縮気味に印象されているが，支台歯の形態を正確に再現することを最優先した．フィニッシュラインや隣在歯の形態から歯冠形態を大まかに知ることができ，歯冠の稜線のピークがどこにあるかで形態をどのように付与するかが決定されるため，すでにこの段階でほとんどの基本形態が決定されるといっても過言ではない．

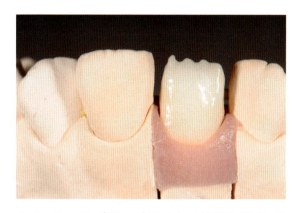

オペーシャスボディ（OBA$_2$）で骨格を形成．後に築盛・焼成するボディ陶材の厚みを均一（約1.5mm）にすることで，歯冠全体の基本色調を合わせることができる．

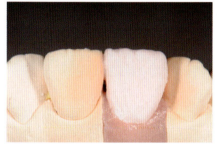 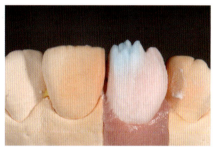 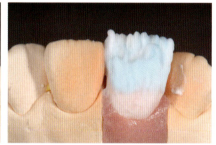

ボディ陶材（A$_2$B）で反対側を概ね再現し，カットバックを行う．エナメル陶材（E$_2$）とラスター（T Blue, LT Natural, Aqua Blue2）を含めたものを天然歯の象牙質として捉える．焼成収縮を見込んで唇側の出具合などは反対側に合わせ，長さのみ若干長め（1mm程度）に築盛しておく．収縮分は二次焼成時に補正する．一般的には，ボディ陶材が厚くなると彩度が増し，薄くなると彩度が不足する．

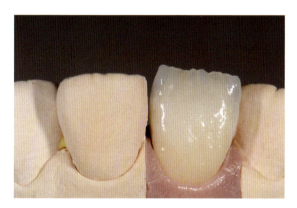 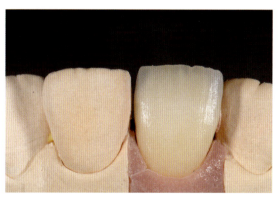

一次焼成後，長さと唇側の出具合を整える．本症例では長さを残しているが，反対側が摩耗していない場合や若年の天然歯のように切縁に透明感がある場合は，若干短くしておく必要がある．

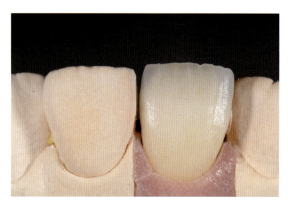
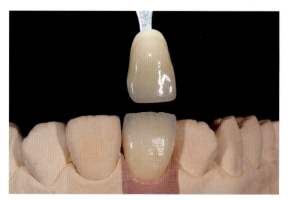

インターナルステイン（A+, Incisal Blue 1+Bright）でキャラクタライズと基本色調を調整する．ステインは何度焼成しても構わないが，ステインどうしが重なり合って滲んでしまう場合は，分けて焼成する．

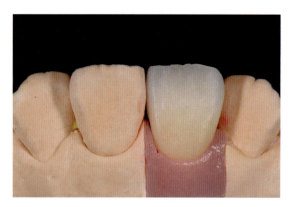
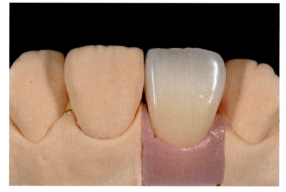

形態修正後，シリコーンポイントやペーパーコーンなどの細かな粒子で粗研磨する（パールサーフェス）．

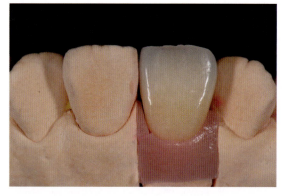
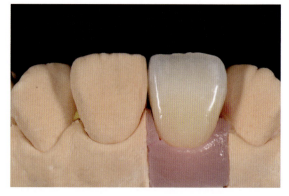

陶材の焼成温度よりも30℃程度低めの温度でグレージングを行う．エクスターナルステイン（Cervical 1+Cervical 2）は最小限に抑える．その後，さらに細かな粒子のペースト（パールサーフェス）で表面研磨を行う．

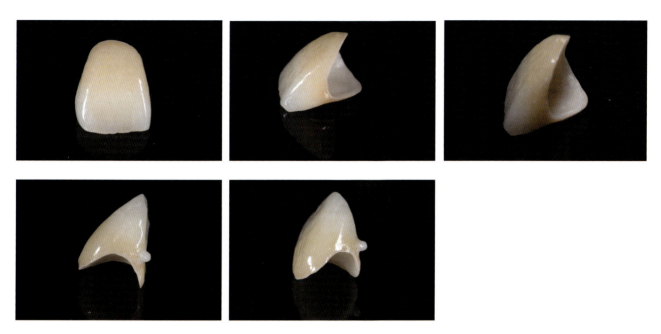

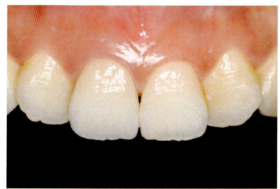

仮着直後の乾燥状態と液体が入った状態．乾燥状態では正中間にブラックトライアングルが認められるが，唾液などの液体が入ることで目立つほどではなくなった．クリーピングアタッチメントが期待できることから，あと少しブラックトライアングルが消失したら，最終装着に移行する．

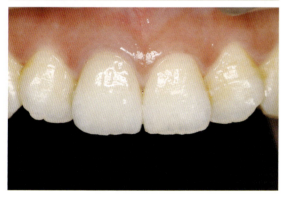

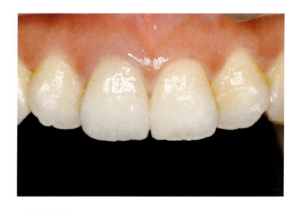

最終装着後

症例3のポイント

　後述するサブジンジバルカントゥアの捉え方に通じていくが，歯根間距離が2mm以上存在し，生物学的幅径を確保できる骨が存在し，更にブラックトライアングルを満たすだけの歯肉容積が存在している場合は，ブラックトライアングルが存在していてもそれをいきなり埋める必要はない．それよりも，健康な歯肉が保存できるスペースを確保する．経過を観察し，もし必要があれば，後日追加焼成を行えばよい．

Chapter 2

【サブジンジバルカントゥアによるゾーンコントロールの考え方】

サブジンジバルカントゥアは歯周組織に関わるもので，歯科技工士が直接触れることができない分野だと捉えている．しかし，チェアサイドから歯肉へのアプローチを要求されることは少なからずある．

歯根と上皮性付着が存在するエリアにどれだけの骨や歯肉が存在するかは，Maynard や Kois の分類のように人それぞれタイプが分かれるため一律に対応はできないし，模型上でのみ情報を入手することはできない．したがって，臨床では，歯根（インプラント）間距離，歯の傾斜，マージンの位置と歯肉の厚みを見極めて歯肉の容積を想像しながら，プロビジョナルを製作することになる．そこで歯肉の鬱血・貧血状態を見ながらプロビジョナルのサブジンジバル（歯肉縁下）カントゥアと，実際に見えるスープラジンジバルカントゥア（歯肉縁上）の形態を決定づけていく．それぞれの歯肉が良好な状態を保つと，歯とクラウンの境界に這うような角が残り，永続性を期待することができる．

桑田正博氏は Wagman や Stein らとともに，クラウンの唇頬側中央部のコンベックスゾーンから近遠心隣接部のコンケイブゾーンに連なるトランディショナルラインアングルを，歯肉溝付近に形成されるマージン部と歯肉が調和する角度で立ち上げ，そこから移行的平面（ストレートゾーン）に形態づけることが肝要であると唱えている．

■参考文献
桑田正博，茂野啓示：近代歯冠修復治療はどこから来たのか2　クラウン軸面の外形基準—"スリープレーンコンセプト" "カントゥアガイドライン"，そして"エマージェンスプロファイル"．歯界展望，108（3）：498〜518，2006．
桑田正博，大村祐進：天然歯の形態を考慮した補綴治療1　補綴物と歯肉の調和を考える．歯界展望，124（4）：650〜672，2014．

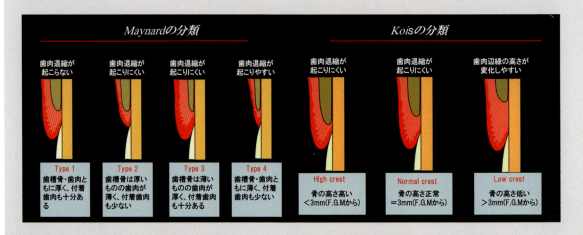

◆ CONVEX Zone（コンベックスゾーン）

唇頬側の歯冠形態の中央部に位置するもので，このゾーンにおいてカントゥアをもたせすぎる（オーバーカントゥア）と，歯肉の血流が損なわれて貧血状態となり歯肉は退縮する．逆に少なすぎる（レスカントゥア）と，歯冠と歯肉との間に隙間が生じて歯肉が流れ込むようにロール状になっていく．したがって，適切かつ適度な圧が歯肉にかかる状態を目指し，矢状面から見たときに，スープラジンジバルカントゥアと歯肉外側のカントゥアがほぼ同一弧線上になるように調節していく．

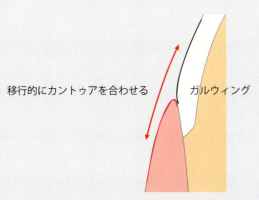

スープラジンジバルカントゥアと歯肉外側のカントゥアが移行的なるように形態づけしていく（ガルウィング）．

　厚い歯肉の場合は，大きなカントゥアを付与しなければならなくなり，その調整量も大きくなることから難易度が高くなる．薄い歯肉の場合は，歯肉に対して少なめの圧をかければよいので調整はしやすい．もちろんチェアサイドにおいては，薄い歯肉に対して損傷のないように形成していかなければならないので困難さは増す．形成深度が浅い場合，歯肉縁とマージンの距離が浅くなり急激なカントゥアを付与しなければならなくなるため，できれば形成深度を深くしてサブジンジバルカントゥアを滑らかにしたい．

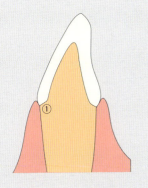
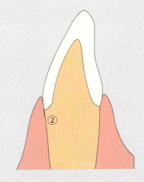

マージン①のように形成深度が浅い場合は，マージンから歯肉縁に向かって急激なカントゥアになりやすい．一方，マージン②のように形成深度が深い場合は，歯肉縁までの距離があることから緩やかなサブジンジバルカントゥアを付与しやすい．いずれの場合も，チェアサイドではサルカス（歯肉溝）の範囲内で形成しなければならない．

　いずれにしても技工操作としては，口腔内で適切にコントロールされたプロビジョナルを過不足なく忠実に再現していくことが求められる．

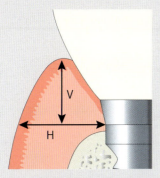
V：H＝1：1.5

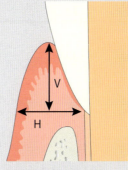
V：H＝1.5：1

コンベックスゾーンの歯肉退縮を起こさないように，インプラントでは唇頬側歯肉の高さと幅を1：1.5にする．逆に天然歯の場合は高さと幅を1.5：1にする．
（榎本紘昭：究極のインプラント審美―長期症例から学ぶ臨床テクニック．クインテッセンス出版，東京，2007．より）

◆CONCAVE Zone（コンケイブゾーン）

コンタクト直下に位置するこの領域は隣在歯の壁が存在する．歯肉の容積が決まっているためサブジンジバルカントゥアを膨らませると押された歯肉は下部固形空隙（エンブレジャー）へと移動する．いわゆるクリーピングアタッチメントである．

このゾーンでは，歯根に付随する歯肉や骨の形状と量が影響する．歯根間には骨表層の緻密骨と血流を促進する海綿骨が存在しなければならないが，歯根間距離がありすぎるとそこに存在する骨は一般的にフラット化され，骨の頂点が低位に位置するため，十分な歯肉がないとクリーピングアタッチメントはあまり期待できない．逆に歯根間距離がなさすぎると骨が入り込むスペースがないため，骨そのものの存在が希薄になり，この場合もクリーピングアタッチメントはあまり期待できない．このエリアの歯肉は，骨の頂点からコンタクトまでの距離が5mm以下の場合はエンブレジャースペースをすべて満たすとされているため（ターナーの5mmルール），歯肉や骨の形状と量については事前に確認することが必要となる．

骨頂から
コンタクト最下点
までの距離が
5mm以下

骨頂からコンタクト最下点までの距離が5mm以下の場合は，隣接部の歯肉乳頭がメインテナンスしやすい形態となる．

インプラントを含む歯周外科を施したときには，十分な血流が回復されるまで時間がかかることから，エンブレジャースペースはいきなり詰め過ぎないようにしたい．筒井昌秀氏は「歯肉が呼吸できるだけのスペースが必要」とよく述べていた．詰め過ぎてしまうと，歯肉の容積を満たそうとしてコンタクト直下を中心に唇頬側と舌（口蓋）側の2カ所に分かれて歯間乳頭を形成するため（ダブルパピーラ），結果的にそこにはコルが形成されて不潔領域となる．できればピンと尖った歯間乳頭を目指したい．

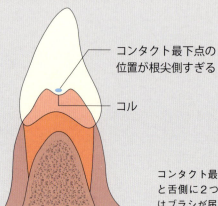

コンタクト最下点の
位置が根尖側すぎる

コル

コンタクト最下点の位置が根尖側にあると，唇頬側と舌側に2つの乳頭ができてしまう．凹部（コル）はブラシが届かず不潔域となる．

◆STRAIGHT Zone（ストレートゾーン）

このエリアは，コンベックスゾーン，コンケイブゾーン双方の影響を受けることから，歯冠の稜線を見定めてそれぞれのピークを結び，歯肉に対してほぼ垂直になるように形態づけていく．

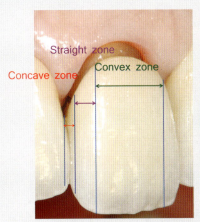
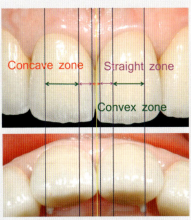
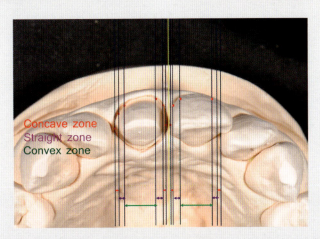
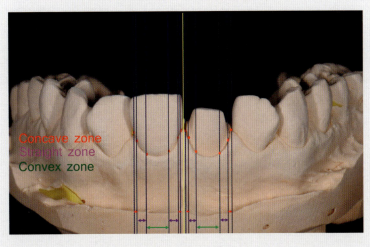

Chapter 2

症例 4

（症例提供：国賀歯科医院・国賀就一郎氏）

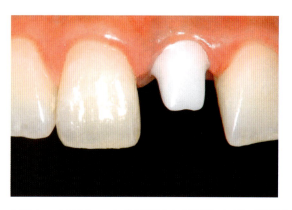
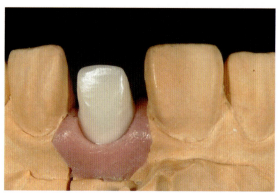

ジルコニアフレームを口腔内に試適した後，模型上のジルコニアアバットメント上にフレームをセットする．

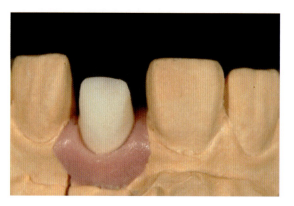

ウォッシュベイク後に，インターナルステイン（Cervical 1＋Cervical 2）を築盛，焼成する．

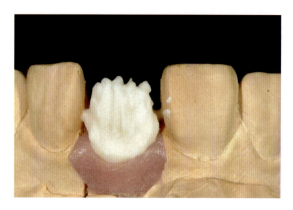
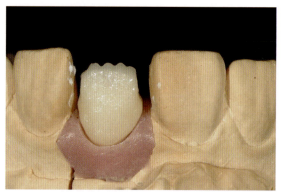

オペーシャスボディ（OBA_2）を築盛，焼成する（インターナルステインはオペーシャスボディ焼成後に塗布してもよい）．

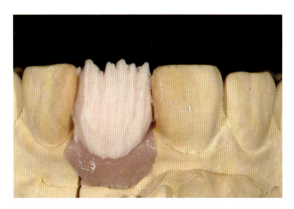

ボディ陶材（A₂B）を築盛し，カットバックを行う．

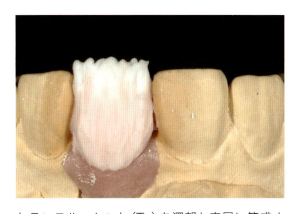

トランスルーセント（Tx）を深部と表層に築盛する．深部に築盛した場合は，その上にエナメル陶材等を築盛するためぼやけた透明感を表現できる．一方，表層付近に単体で用いる場合は，その特徴がはっきりするためくっきり表現される．

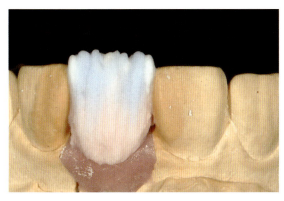 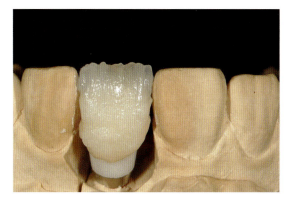

トランスルーセント築盛後にエナメル陶材（E₂）を築盛，焼成する．隣接部にはブルー系のラスター（Aqua Blue 2）を築盛し，青みがかった透明感を強調させた．

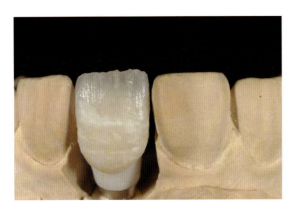

表面をスムーズに整えて,細かなインターナルステイン (Mamelon Orange 2, Incisal Blue 2+Bright, White+Bright) を築盛,焼成する.表層に陶材を築盛するため,一回り小さな外形としている.

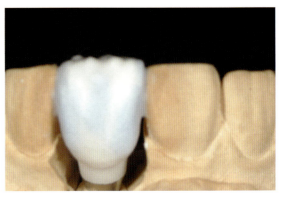

ノーマルなラスター (LT₁) を築盛する.コンタクト付近や輪郭は,光の過度の拡散を防止するため若干明度を上げたエナメル陶材 (E₂) を築盛する.

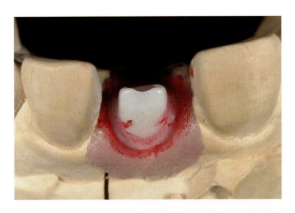

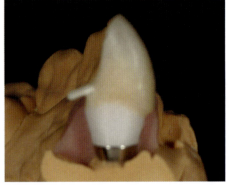

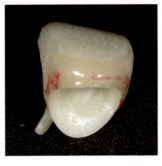

この段階ではプロビジョナルによって歯肉カントゥアはコントロールされているので,歯肉に忠実に沿わせていく.弾力のあるガムマテリアルに水製マジックを塗り,クラウンがガムに密着し,かつ弾力で押し戻されないことを確認しながら過剰分を削っていく.個々のバイオタイプに合った微妙な圧が歯肉とクラウンにかからなければ歯肉は長期に安定しない.隣接部(コンケイブゾーン)は過度に圧迫しないように,口腔内において貧血体(圧迫)が1〜2分で消失することを確認しながら慎重に調整していく.

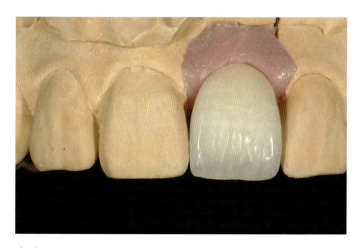
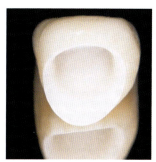

完成

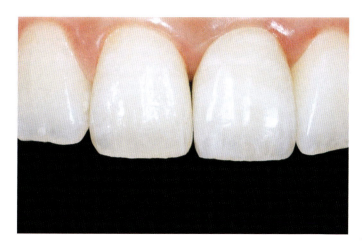

クラウン装着（試適）直後．下部鼓形空隙にはまだブラックトライアングルが存在しているが，どれだけのクリーピングアタッチメントが起こるのかわからないので，埋まってきたら少し削合して開けることを繰り返し，経過観察したうえで完成となる．

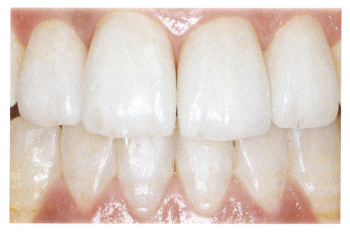

最終装着後

Chapter 2

4. プレスオンジルコニアの色調表現

　プレスオンジルコニアは，ワックスアップやレジンをセラミックスに簡単に置換することができる．歯冠修復の種類は異なるが表層を同じ陶材で表現したい場合や，サブジンジバルカントゥアを忠実に表現したい場合などに用いる．
　以下，ラミネートベニアとPFZを併用する場合の方法を解説する．

① ラミネートベニアの支台歯の色調を参考にフレームを選択する．

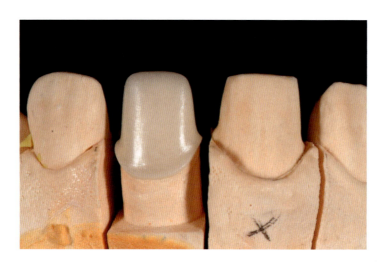

② ジルコニアフレームはプレス陶材よりも反射が強いため，ラミネートベニアとの組み合わせの場合は，マージン付近の透光性を統一させるためにカットバックしてポーセレンマージンにする必要がある．

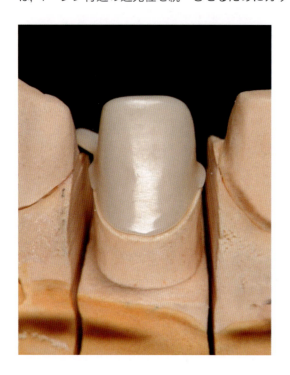
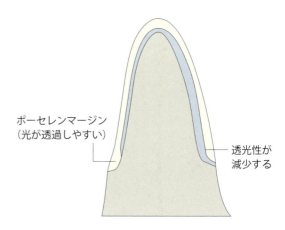

※築盛する陶材はセラビアンZRプレスLF（クラレノリタケデンタル）を使用．

③ 大まかなワックスアップを行い，プレスする．

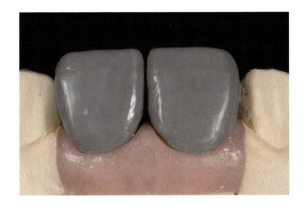
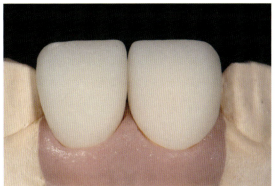

④ 切縁のカットバックを行い，唇側面の出具合なども均一にする．

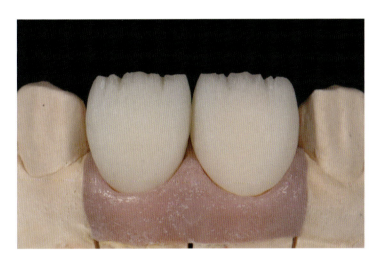

⑤ インターナルステインを施す．

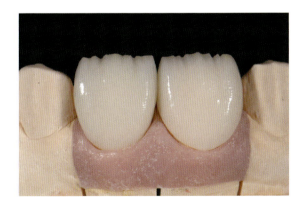
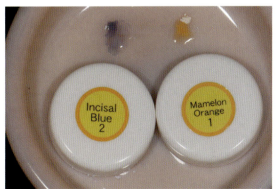

⑥ 切縁にラスター（LF T Blue）とエナメル陶材（LF E_2）を築盛し，さらに歯冠中央部付近の白帯を表現する（LF Creamy Enamel）．

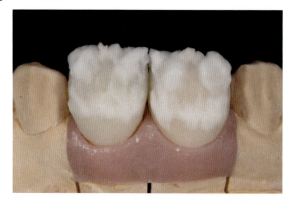

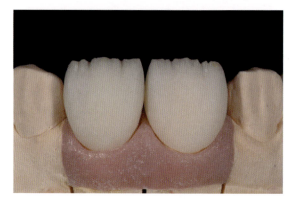

⑦ 表層一層にラスター（LF LT_1）を築盛し，焼成する．

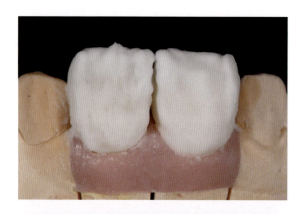

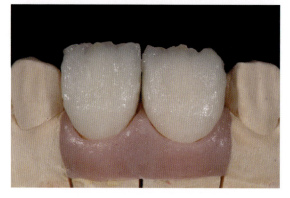

⑧ 完成．左側（PFZ）はジルコニアフレームが存在するため彩度が強く見える．しかし実際は右側（ラミネート側）も支台歯が存在することを考慮すると，この時点での判断はできない．

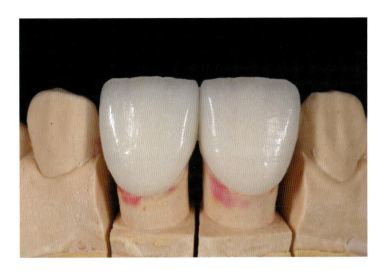

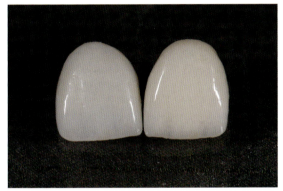
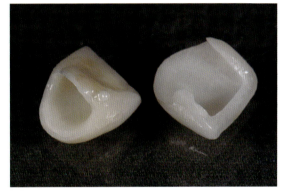

⑨ 口腔内装着

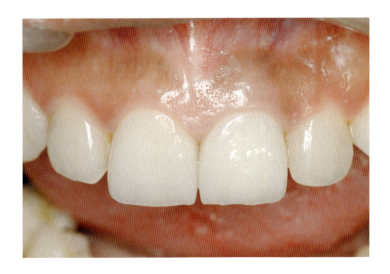

5. フルジルコニアクラウンの色調表現

フルジルコニアクラウンはCAD/CAMだけで製作が可能な手法である.

ここで紹介するカタナジルコニアML, HT（クラレノリタケデンタル）は，従来のジルコニアよりも高透光性を有し，さらにMLにおいては歯頸部から切縁・咬頭に向かってグラデーションが施され歯冠色を表現しているため，従来の単色のジルコニアに比べて審美的な表現が可能である.

【カタナジルコニアML, HTの特徴】

カタナジルコニアMLは，ディスク自体が四層構造になっており，従来の製品より透光性があるためさらに自然感が増した．元来，フルジルコニアクラウンはポーセレンを焼き付けないため透光性があまり期待できず，おもに審美的要素が軽減できる大臼歯部に応用されてきたが，MLシリーズにより使用領域が大きく広がったと言えよう.

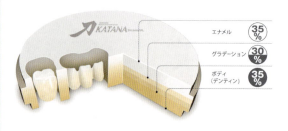

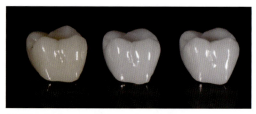

当社比. 研磨のみの施行で，左からML, HT, KD10（HTと同彩度）

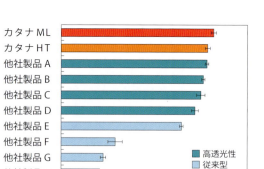

従来型および高透光性ジルコニアの透光性パラメーター. カタナML, HTとも, 他社競合製品に比較して高い透光性を示す（伴 清治. モリタデンタルマガジン2013, No147より）.

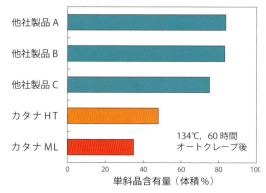

オートクレーブ処理（134℃, 60時間）後の高透光性ジルコニアの単斜晶含有量. カタナML, HTとも他社競合製品に比較して単斜晶含有量が少なく，低温劣化に対する優れた耐久性を示す（伴 清治. モリタデンタルマガジン2013, No147より）.

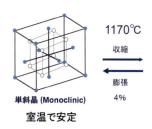
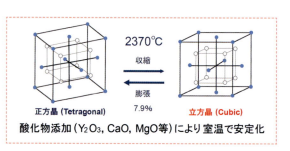

シンタリングが終了したら，対合関係を調節して最終仕上げに入る．ジルコニアは高硬度，高靱性のためもともと単体で使用することに懸念があったが，対合の天然歯エナメル質の摩耗は硬さよりも粗さによる影響が大きいといわれており，入念な研磨を行えば大丈夫である．

色調面では，ジルコニアは高明度のため，より明るく自然観のある修復物を製作するためにインターナルステインとグレーズ材を活用するとよい．筆者は「LFインターナルステイン」および「Eグレーズ」を使用し（いずれもクラレノリタケデンタル），インターナルステインをフルジルコニアクラウン表面に塗布した後，表面をEグレーズで覆い完成させている（**fig.9**）．エクスターナルステインでの色調調整も可能ではあるが，インターナルステインを施して表層にEグレーズを塗布するほうが内方からの色調表現が可能となるため，色調の深みを増すことができる．また，Eグレーズは天然歯エナメル質の硬さに近似して選択的に艶出しを変化させることも可能となるため，研磨だけによる仕上げに比較して自然観が増す．

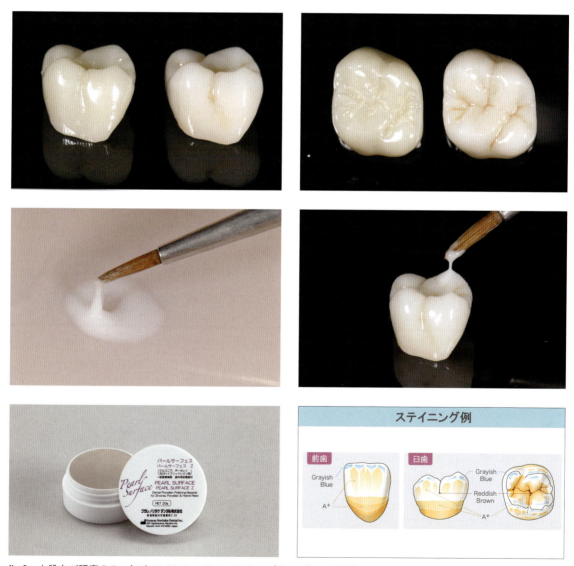

fig.9 上段左が研磨のみ，右がLFインターナルステインA⁺とEグレーズを施したもの．パールサーフェスZにて表面研磨．

Chapter 2

症例 1

（症例提供：筒井歯科医院・筒井祐介氏）

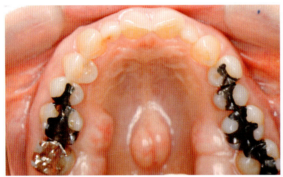
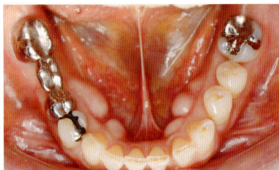

術前口腔内

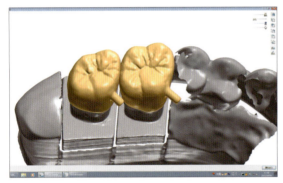

ワックスアップをデザイン

シンタリング後

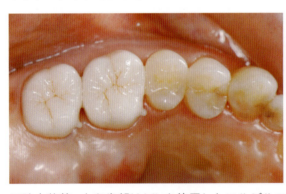
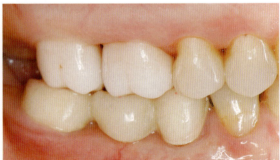

口腔内装着．大臼歯部はMLを使用したフルジルコニアクラウン．小臼歯インレーはe.max．

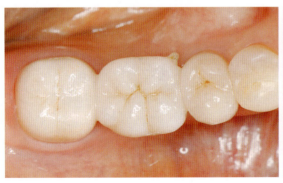
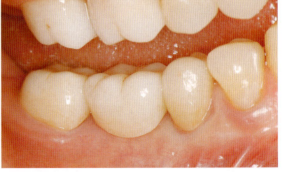

下顎もMLフルジルコニアクラウンを装着（ステイン法）．下顎第二小臼歯のみレイヤリング法．

症例 2

（症例提供：ふじわら歯科クリニック・藤原康則氏）

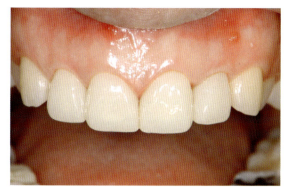
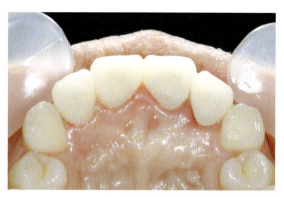

プロビジョナル

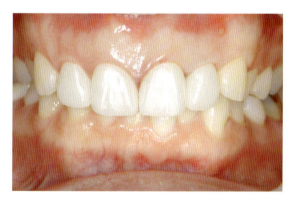

プロビジョナルと同じデータでCAMしたジルコニアフルクラウンを口腔内に指摘する（UTML A2）．

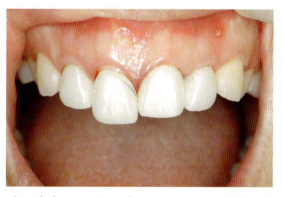

プロビジョナルをコピーしているのでほぼ同じ形態になるが，口腔内でサブジンジバルカントゥアを確認する．鉛筆の黒ラインは歯肉縁の位置である．チェアサイドより 1|1 の下部鼓形空隙が埋まりすぎとの指摘があった．

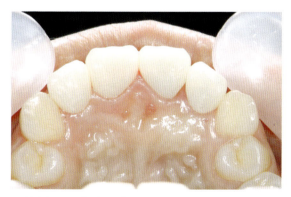

口蓋側のサブジンジバルカントゥアも調整する．藤原氏は口蓋側のサブジンジバルカントゥアにも着目している．

Chapter 2

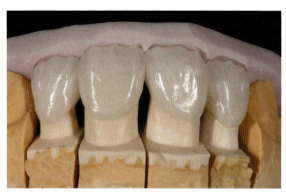 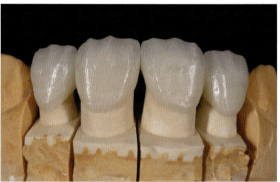

口蓋側からマスクをとり，レイヤリングする量を削合する．最終補綴形態がほぼ同形になるように配慮する．

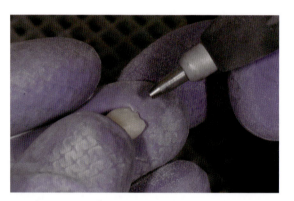

軽めにサンドブラスト処理を行い（1.5mp/s），表層を滑らかにしてぬれを向上させる．

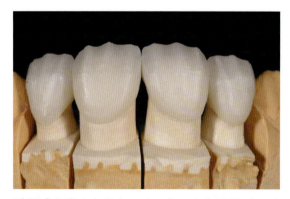 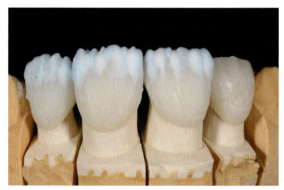

透明感を出すために，インターナルステインのIncisal Blue2とBrightを1：1で希釈して築盛し，マメロン相当部にはMamelon Orange2を塗布して900℃で焼成する．

基本的な色調表現はフレームでできているので，軽くラスター（T Blue）やエナメル陶材（E_2）を築盛する．

2章 色調を捉える：色調の捉え方と表現法

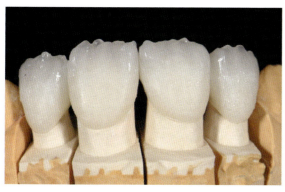 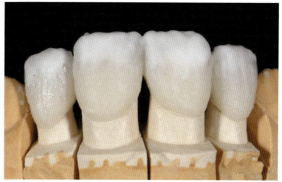

一次焼成後，内部構造の形態を整えてノーマルなラスター（LT$_1$）を築盛する．

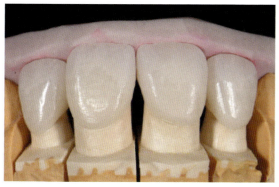 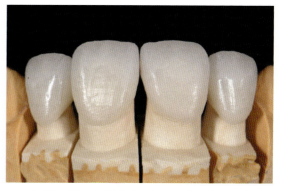

事前に取っておいたマスクを利用し，切縁の長さや出具合などを確認・調整する．

レイヤリングした部分をグレージングする（ペーストステインを使用して750℃でグレージングしてもよい）．

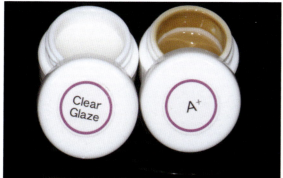 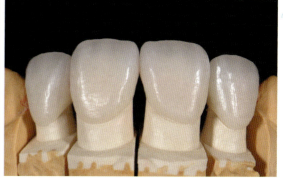

歯頸部にはエクスターナルステインのClear GlazeとA$^+$を1：2程度で希釈して築盛する．それ以外の部分はClear Glazeを全体的に築盛する．

115

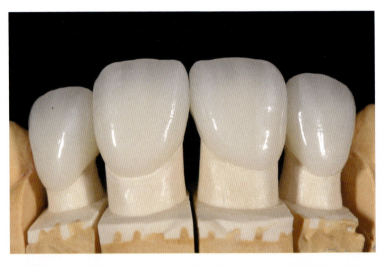

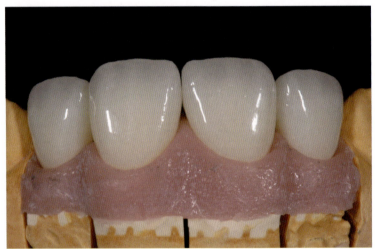

表面を研磨し, 完成

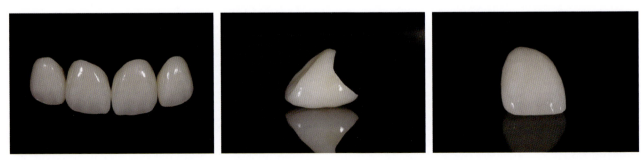

レイヤリングは最大で1mmに満たない(ライトレイヤリング). 唇側, 口蓋側のカントゥアにより歯肉のサポートがなされる.

2章　**色調を捉える**：色調の捉え方と表現法

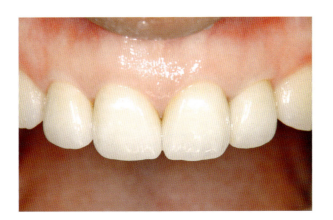

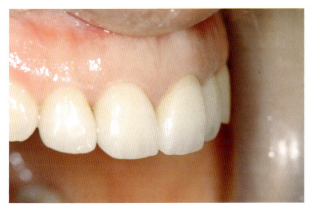 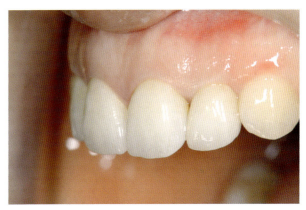

口腔内装着

参考文献

1章

1) 増田長次郎ほか：包括的歯科臨床における機能的咬合面形態の実際―咀嚼運動を求めて―．QDT，**29**（1）：31-45，2004．
2) 増田長次郎：4．補綴装置に動く力．歯科技工別冊／FUNDAMENTALS of Esthetic Dental Technology 審美歯科技工の原理原則（小田中康裕ほか編）．医歯薬出版，東京，2009．
3) 増田長次郎：匠 dexterous（Vol.29）One for All, All for One-AFM咬合器を用いた機能的咬合面形態を目指す取り組みの現在．歯科技工，**40**（11）：1201-1208，2012．
4) 筒井昌秀ほか：包括歯科臨床．クインテッセンス出版，東京，2003．
5) 筒井照子ほか：包括歯科臨床Ⅱ 顎口腔機能の診断と回復．クインテッセンス出版，東京，2015．
6) 保母須弥也編：新編咬合学事典．クインテッセンス出版，東京，1998．
7) 長谷川成男ほか監修：臨床咬合学事典．医歯薬出版，東京，1997．
8) 筒井照子ほか：座談会「力」を読む歯科臨床．歯界展望，**113**（4）：626-637，**113**（5）：818-845，**113**（6）：1036-1059，**114**（1）：142-149，2009．
9) 丸山剛郎：臨床生理咬合―顎口腔機能の診断と治療．医歯薬出版，東京，1988．
10) 筒井昌秀ほか：包括的歯科治療・その理論と実際（1～6）．補綴臨床，**28**（2）：187-206，**28**（4）：467-493，**28**（6）：711-740，**29**（3）：359-390，**30**（1）：53-71，**30**（2）：155-180，1996-1997．
11) 筒井昌秀：この症例が私を変えた 咬合崩壊症例における炎症と機能のコントロール．補綴臨床，**32**（4），334-337，1999．
12) 筒井昌秀ほか：顎口腔系における力の概念とそのコントロール―機能と形態のかかわりのなかで―（1）．歯界展望，**85**（3）：545-570，1995．
13) 筒井昌秀ほか：顎口腔系における力の概念とそのコントロール―機能と形態のかかわりのなかで―（2）．歯界展望，**86**（2）：391-409，1995．
14) 山口秀晴ほか監修：口腔筋機能療法（MFT）の臨床．わかば出版，東京，1998．
15) 筒井昌秀ほか："広く深く"咬合というものを捉える その1咬合．デンタルフロンティアQA，16：2001．
16) 筒井照子ほか編著：態癖―力のコントロール．クインテッセンス出版，東京，2010．
17) Lee R（丸山剛郎監訳）：審美および審美と機能との関連性．ファンダメンタルス・オブ・エステティックス（Rufenacht CR編著），クインテッセンス出版，東京，1994，137-209．
18) 丸山剛郎：咀嚼運動の臨床的制御とその異常―臨床生理咬合に基づく―．ザ・クインテッセンス，**11**（11）：2267-2273，1992．
19) 筒井照子ほか：顎口腔系における力の概念とそのコントロール―機能と形態の関わりのなかで―（2）．歯界展望，**86**（2）：391-409，1995．
20) 石原寿郎ほか：臨床家のためのオクルージョン―石原・咬合論―．医歯薬出版，東京，1972．
21) 長田耕一郎ほか：フェイスボウを用いた咬合器付着の検証．包括臨床会誌，**1**（1）：4-14，2016．
22) 小川晴也：小児期における顎偏位症例への咬合挙上と態癖指導．デンタルダイヤモンド増刊号／始めて，学んで，MTM，2007，124-139．
23) 山口秀晴ほか監修：口腔筋機能療法（MFT）の臨床．わかば出版，東京，1998．
24) 筒井昌秀ほか：炎症と力を意識したフォローアップ．補綴臨床別冊／口腔ケアのためのフォローアップシステム（中尾勝彦ほか編），医歯薬出版，東京，1996．
25) 筒井照子：態癖あるいは噛み癖が下顔面の非対称や顎骨，歯列の形態に及ぼす影響についての考察．Monog of Clin Orthod，18：1996．
26) 古谷野 潔監著，山﨑長郎ほか編著：ザ・クインテッセンス別冊／咬合 YEAR BOOK 2016 咬合は変わったか．クインテッセンス出版，東京，2016．

27) 今井俊広ほか：臨床咬合補綴治療―その鑑別診断と治療計画．クインテッセンス出版，東京，2009．
28) 馬場悠男：日本人の顔はこんなふうに変わってきた．Newton，2：1997．
29) 西原克成：顎口腔疾患とバイオメカニクス　1．現代の歯科口腔科のための臨床，2．機械臓器の概念と機能的治療法，3．臨床生体力学と機能外科療法．ザ・クインテッセンス，13（1）：123-134，13（2）：369-380，13（3）：595-608，1994．
30) 上田龍太郎ほか：顎口腔機能診断のための6自由度パラメータの検討．補綴誌，37（4）：761-768，1993．
31) 鈴木　温ほか：咀嚼運動の6自由度解析．顎機能，6：15-24，1988．
32) 西川啓介：顎運動と咀嚼筋活動に及ぼす咬合接触の影響．補綴誌，33（4）：822-835，1989．
33) 古谷野　潔：後方運動時の下顎の三次元動態．補綴誌，31（4）：805-818，1987．
34) McCoy G（筒井昌秀監訳）：咬合治療の新しい考え方，Dental Compression Syndromeと咬合治療．ザ・クインテッセンス，13（4）：782-789，1994．
35) Stallard H（阿久津伸明ほか監訳）：不正咬合の病因論における口腔外圧に関する考察．態癖―力のコントロール（筒井照子ほか編著），クインテッセンス出版，東京，2010，15-35．
36) 西林　滋：咬合診断において見落としていた「口腔の外」と「診断室の外」．態癖―力のコントロール（筒井照子ほか編著）．クインテッセンス出版，東京，2010，43-49．
37) 加藤賢吾ほか：オクルーザーFPD-707の臨床的検討（Ⅱ）―デュアルヒストグラムの咀嚼側の判定について―．日本補綴歯科学会第113回学術大会事前抄録集，日本補綴歯科学会，2005，195．
38) 保母須弥也：オーラル・リハビリテイション．医歯薬出版，東京，1968．

2章

1) 増田長次郎：セラミックス材料の特性を生かした補綴装置製作の要点．歯科技工，38（3）：312-317，2010．
2) 増田長次郎：ジルコニアを理解し，包括的に幅広く歯科臨床へ応用する―材料をいかに生かして補綴装置を作り上げるか．補綴誌，4（2）：148-155，2012．
3) 増田長次郎ほか：ノリタケカタナジルコニアフレームを用いたオールセラミッククラウンによる前歯部審美修復．QDT Art & Practice別冊／CAD/CAM YEAR BOOK 2011，クインテッセンス出版，東京，2011．
4) 増田長次郎：新素材カタナジルコニアML（マルチレイヤード）とHT（ハイトランス）を用いた臨床応用．QDT Art & Practice別冊／CAD/CAM YEAR BOOK 2013，クインテッセンス出版，東京，2013．
5) 古家　豊：匠-dexterous- Vol.34．歯科技工，41（9）：1001-1008，2013．
6) 古家　豊：ジルコニアによる補綴物製作．歯科技工別冊／ジルコニアレストレーション（宮﨑　隆ほか編），医歯薬出版，東京，2010．
7) 藤原康則ほか：咬合再構成を伴う審美補綴治療におけるチェアサイドとラボサイドのコミュニケーション，前編・後編．歯科技工，42（7）752-763，42（9）970-984，2014．
8) 大村祐進：補綴処置とティッシュ・マネージメント―2．審美補綴のためのマージン設定と印象採得．ザ・クインテッセンス，21（2）：89-100，2002．
9) 大村祐進：歯周補綴における審美的アプローチ．ザ・クインテッセンス，23（5）：979-982，2004．
10) 大村祐進：審美補綴におけるブラックトライアングルへの対応．日本歯科評論，63（12）：79～86，2003．
11) 白石和仁：インプラント時代における残存天然歯の保存処置とインプラント治療を再考する―第1回　なぜ，いま残存歯の保存処置を見つめ直すのか．インプラント時代における残存天然歯の保存処置とインプラント理療を再考する．ザ・クインテッセンス，29（4）：44-70，2010．
12) 桑田正博ほか：近代歯冠修復治療はどこから来たのか2　クラウン軸面の外形基準―"スリープレーンコンセプト""カントゥアガイドライン"，そして"エマージェンスプロファイル"．歯界展望，108（3）：498-518，2006．

13）桑田正博ほか：天然歯の形態を考慮した補綴治療 1 補綴物と歯肉の調和を考える．歯界展望，**124**（4）：650-672，2014．
14）Maynard JG Jr., et al.：Diagnosis and management of mucogingival problem in children. Dent Clin North Am, **24**（4）：683-703, 1980.
15）Chiche GL 著，岩田健男ほか共訳：シーシェの審美補綴．クインテッセンス出版，東京，1995．
16）Salama H, et al.：The interproximal height of bone. A guidepost to predictable aesthetic strategies and soft tissue contours in anterior tooth replacement. Pract Periodontict Aesthet Dent, **10**（9）：1131-1141, 1998.
17）The Economics of zirconium, 12th edition. Roskill information Services, 2007.
18）Yoshida A：All-ceramic restorations：Materials selection and opacity control for esthetic results. QDT；Special issue：87-101, 2007.
19）Christensen GJ：PFM vs Zirconia Restorations-How are they comparing clinically?. CLINICIANS REPORT, **1**（1）：2008.
20）Fischer H, et al.：Improvement of Strength Parameters of a Leucite-reinforced Glass Ceramic by Dual-ion Exchange. J Dent Res, **80**（1）：336-339, 2001.
21）ノリタケカタナジルコニア プレパレーション・色調ガイド．クラレノリタケデンタル，新潟，2015．
22）Blatz M, et al.：Shear bond strength of veneering ceramics to zirconium-oxide ceramic. J Dent Res, **85**（special issue A）；Abstract 0888. 2006.
23）Christensen GJ：Clinician Report [serial online]. 2008；**1**（11）．
24）筒井昌秀ほか：包括歯科臨床．クインテッセンス出版，東京，2003．
25）南　昌宏，山崎長郎：クラウンカントゥアの要件は歯肉のサポートにある―PART 1. 歯周組織に影響を及ぼす，クラウンカントゥアの要件とは．補綴臨床，**34**（6）：639-644，2001．
26）Kois J：The gingiva is red around my crowns-A differential diagnosis. Dental Econ, **83**（4）：101-102, 1993.
27）Tarnow DP, et al.：The Effect of inter-Implant Distance on the Height of Inter-Implant Bone Crest. J Periodontol, **71**（4）：546-549, 2000.
28）中条伸哉ほか：座談会　補綴前処置のキーワード―形成・印象からプロビジョナルまでの過程に焦点を当てて．ザ・クインテッセンス，**21**（6）：168-193，2002．
29）山崎長郎監修：ザ・クインテッセンス別冊／デンタルエステティック パートⅦ　審美歯科治療の長期的観点からの検証．クインテッセンス出版，東京，2012．
30）片岡繁夫ほか：ネイチャーズ・モルフォロジー―天然歯牙に学ぶ形態学．クインテッセンス出版，東京，1993．
31）榎本紘昭：究極のインプラント審美―長期症例から学ぶ臨床テクニック．クインテッセンス出版，東京，2007．
32）上田秀朗：1時間で読めて30年使える　歯科臨床の7つのツボ―100選―．クインテッセンス出版，東京，2008．
33）原田光佑：モノリシックレストレーションにおける透光性ジルコニアと二ケイ酸リチウムの比較．QDT，**41**（9）：16-30，2016．
34）QDT別冊／CAD/CAM YEAR BOOK 2011．クインテッセンス出版，東京，2011．
35）鈴木真名監修：QDT別冊／デジタルデンティストリーの進化と検証―ガイデッドサージェリーおよびCAD/CAMテクノロジーの可能性とは―．クインテッセンス出版，東京，2015．
36）小田中康裕ほか編：歯科技工別冊／FUNDAMENTALS of Esthetic Dental Technology―審美歯科技工の原理原則．医歯薬出版，東京，2009．

索 引

あ

粗研磨　88，96
イコライザー　29，32
インターナルステイン　77，82，90，96，102，104，107，111，114
ウォッシュベイク　75
エクスターナルステイン　89，96，115
エックス線写真10枚法　55
エナメル陶材　81，84，95，103，108，114
嚥下運動　14
オーバージェット　24，26，39
オーバーバイト　24，26，39
オールセラミックス　68
オクルーザルテーブル　17，24，26
オベイドポンティック　93
オペーシャスボディ　76，90，92，95，102

か

カンペル平面　46
ガルウィング　99
下顎の偏位　24
下顎位の模索　20
下顎運動　28
下顎頭　17
外耳道の前後的位置　51
外耳道の高さ　50
顎関節　15
顎関節4分割　55
顔貌写真　54
キャスマッチ　72，94
キャラクタライズ　96
キャリパス　48，61
　──による生体外耳道の補正　50
基本築盛　76
機能　20，22
機能運動　14
　──の再現　42
機能咬頭　39

機能的咬合面形態　26
　──のチェックポイント　38
　──の構築　61
　──の構築方法　30
逆三角形型　16，28
窮屈な咬合　25
筋肉のスパズム　23
筋肉位　22
クラックライン　82
クリーピングアタッチメント　97，100
クレンチング　25，55
クロージャーストッパー　29，32
グライディング　25
グライディングタイプ　16，18
グルービング　24，26
グレージング　89，96
グレースケール　73
グレーズ材　111
形態　20，22
形態再付与　24
限界運動　14
コンケイブゾーン　100
コンベックスゾーン　85，98
口腔周囲筋　23，24
口腔内写真　55
咬合を崩壊する因子　22
咬合器　42
咬合高径　24
咬合再構成　20
咬合調整　31，35
咬合平面　24
咬合面の異常形態　24
咬合面観　38
咬合面形態　18
　──の違い　56
咬合面展開角　24，26，38
咬頭嵌合位　15，22，24，27
咬頭傾斜角　18
　──が急な形態　56
後天的因子のコントロール　24
後方運動解放ネジ　42

さ

サブジンジバルカントゥア　98，113
サンドブラスト処理　75，114
最適な下顎位　22
三角隆線の幅割　31
シェードガイド　72
シェードテイキング　72
シェードベース　71
シリコーンポイント　88，96
ジルコニアフレーム　92，102
支台歯の基本形態　69
支台歯形態　70
矢状顆路角調整ネジ　45
歯肉のサポート　116
歯列不正　24
色調再現　70
色調表現　106，110
斜走隆線　30，36
ステインリキッド　71
ストレートゾーン　85，87，101
スパズム　24
正中から左右外耳道までの距離　51
生理学的咬合論　14
生理的咬合面　24
切歯点　17
洗浄　75
全身写真　54
前後的彎曲　24，26，38，62
前方チェックバイト　45
前方運動解放ネジ　42，45
前方面観　38
ゾーンコントロール　98
咀嚼サイクル　15
　──の終末位　24
咀嚼パターン　16
咀嚼運動　14，18
即時重合レジン　36
側方的彎曲　24，26，38，62
側方面観　38

た

態癖　24, 55
チョッピングタイプ　16, 18
ツツイ・マスダモデル　18, 27, 56
筒井咬合論　14
点接触　40
トランスルーセント　103
ドリコタイプ　20
陶材焼付け金属　68

な

ナソヘキサグラフ　58
斜め卵型　16, 18, 28
斜め45°　39

は

バーティカルストップ　27
パールサーフェス　96
パラファンクション　22, 25
歯の動揺　24
白帯　82

発語運動　14
フェイシャルパターン　20
フェイスボウトランスファー　48
フランクフルト平面　46
フルジルコニアクラウン　110
ブレーキータイプ　20
プレスオンジルコニア　106
ペーパーコーン　88, 96
ホワイトスポット　33
ボディ陶材　78, 91, 93, 95, 103
ポーセレンマージン　106
補綴学的咬合論　14

ま

マウンティング用平面板　46, 61
明度　73, 76
面接触　40
模型分析　55

ら

ライトレイヤリング　116
ラスター　95, 108, 114

リシェイピング　24, 33, 40, 59
リバースサイクル　17
リモデリング　24
リラックスポジション　22
ルーズな咬合　25
レイヤリング法　74
ローリング　28, 39

欧

ABCコンタクト　26
AFM咬合器　42, 61
　——の顆路調節　44
Aコンタクト　27, 32, 37, 39
Bコンタクト　29, 37
CAD/CAM　70
Cコンタクト　29, 32, 37
ICP　15
PFM　68
U字型　38
U字型歯列　26, 62

あとがき

　私は歯科技工士学校を卒業して少しの臨床経験を経た後，大阪セラミックトレーニングセンターにて片岡繁夫氏のもと，セラミックスの基本築盛や天然歯牙形態について勉強した．

　アメリカ在住の4年間は，当時日本では経験できない膨大な数のセラミック修復を手掛けることができた．

　その後，イタリア在住の5年間は，Prof. Bracchetti（ミラノ大学）やDr. Daftaryのもと，審美修復やインプラント補綴，それまでになかったセメント・リテインの概念について深く掘り下げることができた．同時に，坂　清子氏（現クラレノリタケデンタル顧問）の計らいで，インターナショナルインストラクターとしてイタリアを中心にヨーロッパ各地を講演して回ることができた．

　そして郷里の兵庫県姫路市で開業し，22年の歳月が経過した．はじめはインプラントと審美が中心のラボだったが，しばらくして筒井ご夫妻との臨床が始まった．歯冠の上半分は照子氏，下半分は昌秀氏と，「世界最強」のコンビはお互いのこともよく理解されていた．その当時の苦労は記すに余りあることだったが，そのときの道のりがあるからこそ，いまこうしてわずかながらも包括的な内容に踏み込めていると感謝している．

　いつの時代も，私を取り巻く環境のなかには，教えを乞える師匠と，勇気づけてくれた先輩方や仲間たちがいた．その一人ひとりに感謝の言葉を述べなければならない．

　「どうもありがとうございました．今後ともご指導のほどよろしくお願いします」

　亡き父から貰った座右の銘「人生競い合っても，争うな」，そんな言葉を胸にこれまで歩んできたつもりである．

　また，私の場合，あえて名前を出すのは差し控えるが多くのメーカーのご協力もいただいている．
「いつもありがとうございます」

　そして，最大限の謝辞を贈るべきは，いつも支えてくれている（株）カロスのスタッフである．経営の勉強をしたこともない，もともとは技術畑の私だからこそ，ときに厳しく接したり，失敗したこともある．しかし，ここから国内外に大きく羽ばたいている人も少なくない．みんなのことを誇りに思う．

　本書の執筆にあたっては筒井照子氏，筒井祐介氏，国賀就一郎氏，藤原康則氏，長田耕一郎氏，山口香奈美氏，浦川博司氏をはじめ，多くの方から症例提供をいただいた．各氏およびその患者さんに感謝したい．

　最後になるが，本書は随分以前から企画されていたものである．当時はトピックス的だったものがいまとなっては目新しさを失ってしまったり，逆に，わからなかったことが見えてきたのも事実である．そんな浮き沈みのなか，辛抱強く見守ってくださった医歯薬出版株式会社ならびに編集担当の亀岡武史氏に感謝申し上げる．

2016年10月

増田長次郎

【著者略歴】

増田長次郎
ますだちょうじろう

1962年　兵庫県生まれ
1982年　大阪歯科学院専門学校卒業
1994年　KALOS DENTAL ITALIA S.R.L.開業
1994年　（有）カロスデンタルジャパン開業（現（株）カロス）

今日から実践　包括的審美歯科技工
機能的咬合面形態とポーセレンレイヤリング　　ISBN978-4-263-43360-7

2016年10月10日　第1版第1刷発行

著　者　増　田　長次郎
発行者　大　畑　秀　穂
発行所　医歯薬出版株式会社
〒113-8612　東京都文京区本駒込1-7-10
TEL.（03）5395-7638（編集）・7630（販売）
FAX.（03）5395-7639（編集）・7633（販売）
http://www.ishiyaku.co.jp/
郵便振替番号 00190-5-13816

乱丁，落丁の際はお取り替えいたします　　印刷・木元省美堂／製本・皆川製本所
Ⓒ Ishiyaku Publishers, Inc., 2016. Printed in Japan

本書の複製権・翻訳権・翻案権・上映権・譲渡権・貸与権・公衆送信権（送信可能化権を含む）・口述権は，医歯薬出版㈱が保有します．

本書を無断で複製する行為（コピー，スキャン，デジタルデータ化など）は，「私的使用のための複製」などの著作権法上の限られた例外を除き禁じられています．また私的使用に該当する場合であっても，請負業者等の第三者に依頼し上記の行為を行うことは違法となります．

JCOPY ＜㈳出版者著作権管理機構　委託出版物＞
本書をコピーやスキャン等により複製される場合は，そのつど事前に㈳出版者著作権管理機構（電話 03-3513-6969，FAX 03-3513-6979，e-mail：info@jcopy.or.jp）の許諾を得てください．